•부모님을 위한 취미 교실• 시니어 컬러링북

색연필로 그리는
꽃그림

윤경미 지음

GBB

추천의 말

활기차게 살고 싶다면 컬러링 취미 생활로!

　사회적으로 왕성한 활동을 하던 인생의 중반기를 지나 후반기에 접어들면 자연스럽게 신체 기능이 저하되고 심리적으로 우울감과 무기력감을 느끼게 됩니다. 이런 변화를 부정적인 신호로만 볼 것이 아니라, 건강한 나의 습관을 만드는 계기로 삼는 것이 중요합니다.

　요즘은 '노인, 고령자, 시니어'라는 말을 듣는 걸 불편해 합니다. 젊게 보이고 젊게 살고 싶은 것은 모두의 바람이겠지요. 하지만 한 그루 나무의 삶이 그렇듯, 우리도 언젠가 인생의 후반기를 거닐게 됩니다. 그런 시기가 내게 온다고 인정해야 활기찬 인생의 후반기를 만들 수 있습니다.

　나이 들수록 취미 생활은 꼭 필요합니다. 뇌와 근육의 건강, 정서적 안정감을 함께 얻을 수 있기 때문입니다. 특히 컬러링 취미는 굳은 손을 풀기에도 좋고, 손끝 근육을 매일 운동할 수 있을 뿐만 아니라, 작품을 완성했을 때 생기는 성취감까지 얻을 수 있습니다. 색칠하는 동안에는 집중력과 정서적 안정이라는 치유 효과도 얻을 수 있어, 몸과 마음의 건강을 찾을 수 있습니다.

　《색연필로 그리는 꽃그림》 컬러링북과 함께 일상을 건강하고 아름답게 만들기 바랍니다.

서울대학교 의과대학 명예교수, 전 국민건강보험공단 이사장 김용익

작가의 말

꽃과 함께하며 몸과 마음을 챙기는 컬러링북

우리는 항상 꽃과 함께 살아갑니다.

정원에서, 꽃집에서, 때로는 산책길에서 이름 모를 꽃들을 무수히 만납니다. 누구나 마음 한구석에 꽃과 관련된 아련한 추억 하나쯤은 간직하고 있을 거예요.

추억 속의 꽃들을 찾아내며 한 송이씩 채색하는 동안 저는 힐링의 시간을 가질 수 있었습니다. 가족들과의 추억이 생각나기도 하고, 어린 시절 뛰어놀던 동네 어귀, 지금은 기억도 가물가물한 졸업식과 화려했던 결혼식, 얼마 전 다녀온 지인의 장례식도 떠올랐습니다. 꽃 하나에 추억 하나씩 제가 간직한 소중한 추억을 떠올리며 가슴 따뜻해지는 선물과도 같은 시간을 보냈습니다.

저는 오랫동안 학생들에게 미술을 가르쳤습니다. 수업을 하면서 내내 고민했던 것 중의 하나는 그리고 싶은 것을 어떻게 하면 좀 더 쉽게, 좀 더 재미있게 즐기게 할 수 있을까 하는 것이었어요.

그래서 찾아낸 방법이 밑그림을 최대한 알기 쉽게 제작하는 것이었어요. 이 책에 실린 꽃 밑그림들은 검정색이 아닌, 컬러로 되어 있어요. 그래서 어떤 색연필로 그려야 할지 한눈에 알 수 있게 했어요. 색연필 고르는 일이 번거로우면 색칠하는 작업이 피곤해지니까요.

부디 이 책을 통해 한 번쯤 그려보고 싶었던 꽃들을 편안하게 그리면서 여러분의 추억을 소환하는 시간이 되었으면 합니다.

윤경미

차 례

추천의 말 **2**

작가의 말 **3**

이 책 사용 설명서 **8**

선 긋기 기초 수업 **12**

색칠하기 기초 수업 **13**

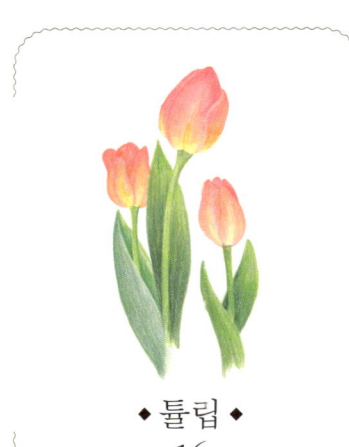
◆ 튤립 ◆
16

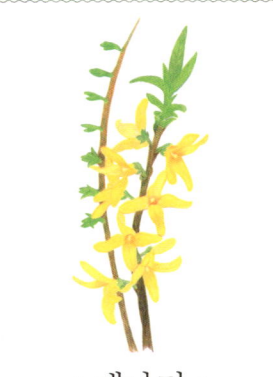
◆ 개나리 ◆
18

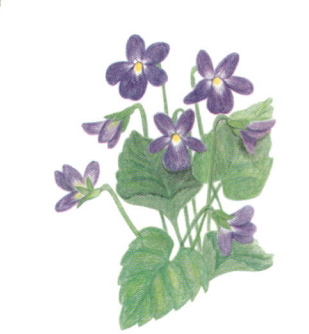
◆ 제비꽃 ◆
20

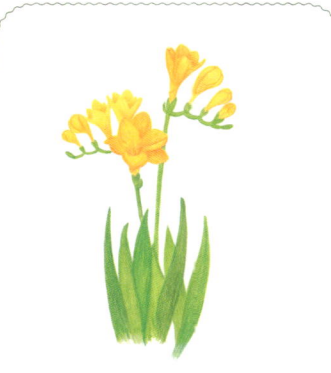
◆ 프리지어 ◆
22

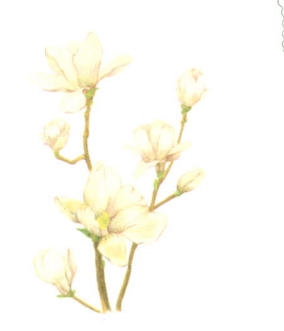
◆ 목련 ◆
24

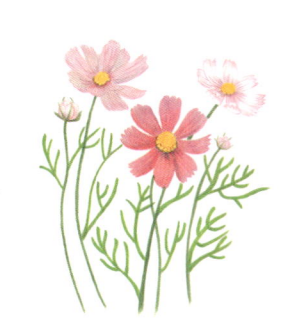
◆ 코스모스 ◆
26

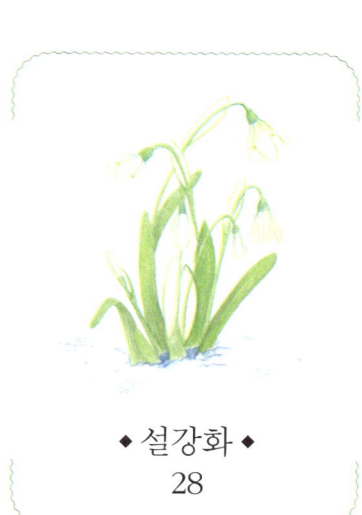
◆ 설강화 ◆
28

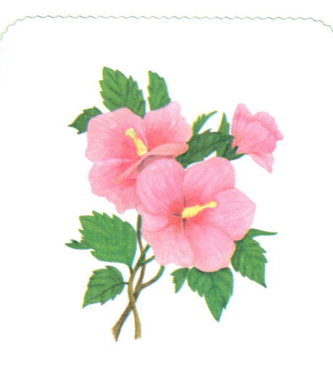
◆ 무궁화 ◆
30

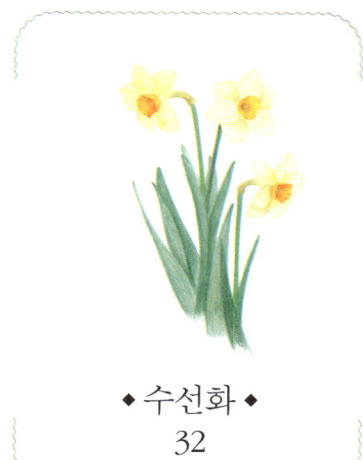
◆ 수선화 ◆
32

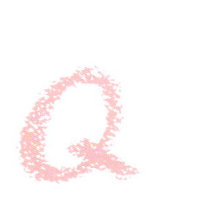
기억력과
집중력을 키우는
꽃 퀴즈
34

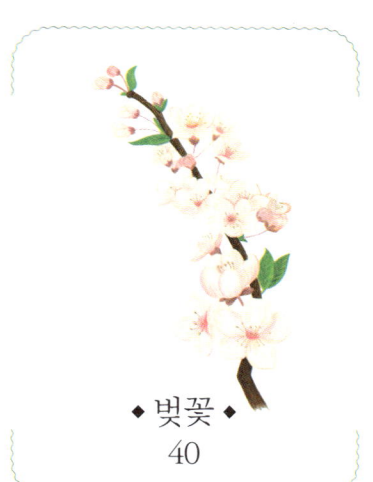
◆ 벚꽃 ◆
40

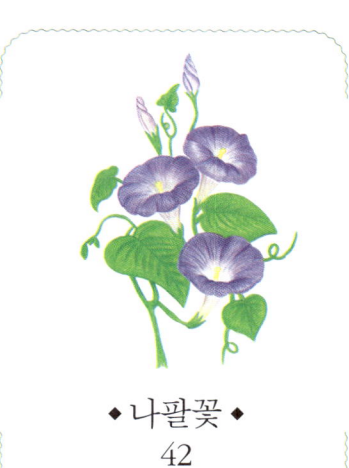
◆ 나팔꽃 ◆
42

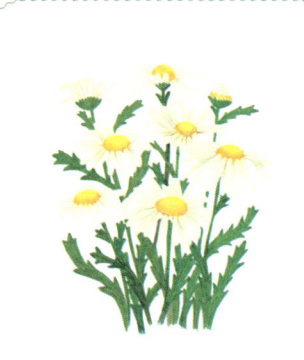
◆ 구절초 ◆
44

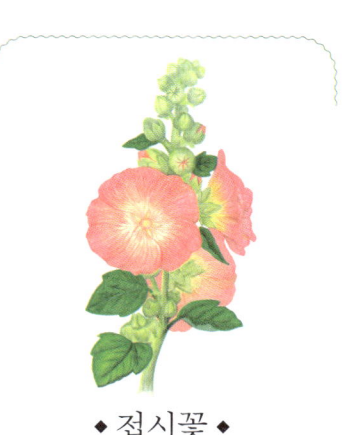
◆ 접시꽃 ◆
46

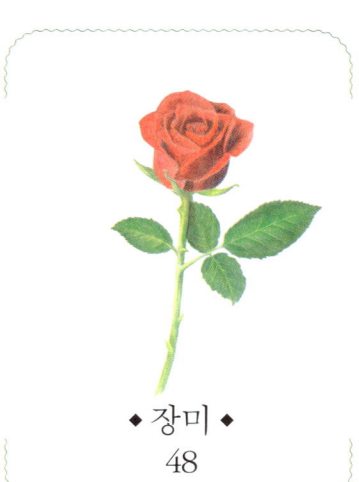
◆ 장미 ◆
48

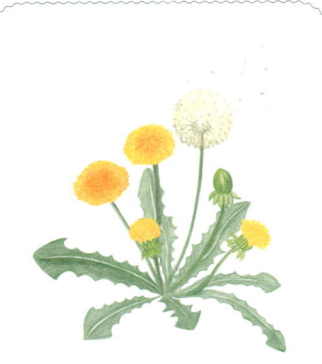
◆ 민들레 ◆
50

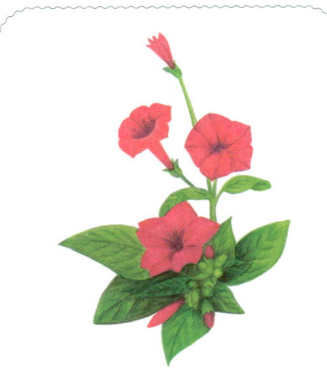
◆ 분꽃 ◆
52

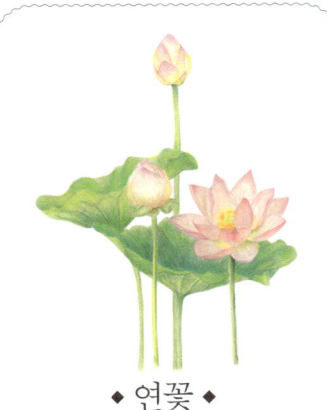
◆ 연꽃 ◆
54

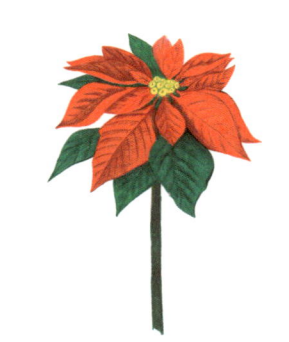
◆ 포인세티아 ◆
56

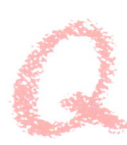
기억력과
집중력을 키우는
꽃 퀴즈
58

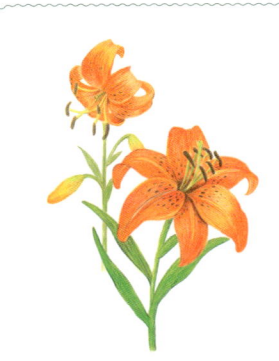
◆ 참나리 ◆
64

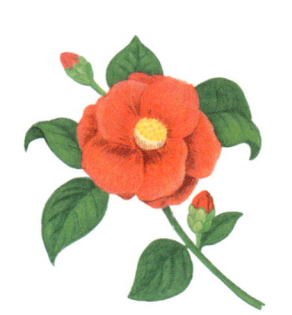
◆ 동백꽃 ◆
66

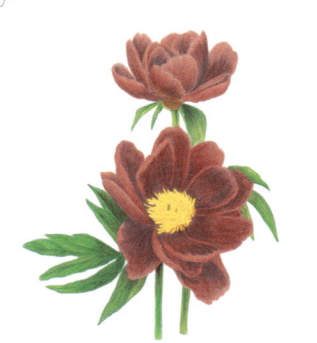
◆ 모란 ◆
68

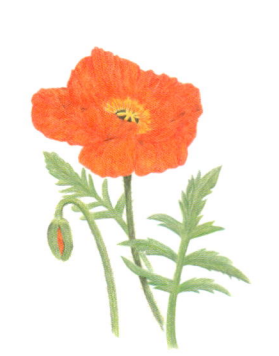
◆ 개양귀비 ◆
70

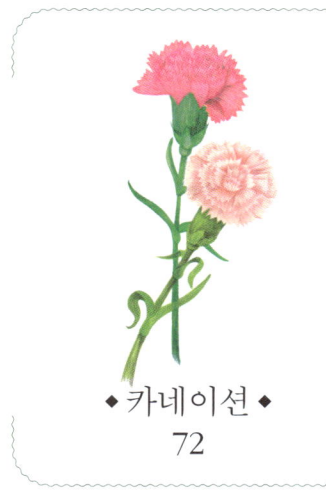
◆ 카네이션 ◆
72

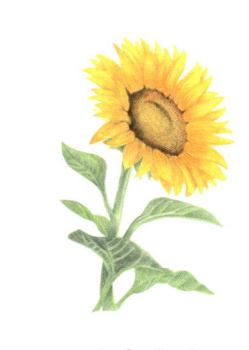
◆ 해바라기 ◆
74

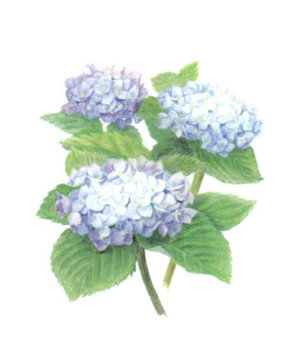
◆ 수국 ◆
76

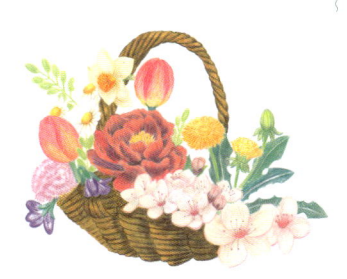
◆ 꽃바구니 ◆
78

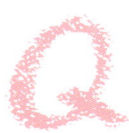
기억력과
집중력을 키우는
꽃 퀴즈
80

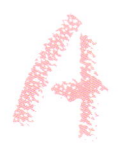
정답
86

이 책 사용 설명서

준비하기

색연필을 준비하세요. 색연필은 12색, 24색, 36색, 72색, 120색 등 종류가 다양해요.
24색 이상이면 이 책에 수록된 꽃들을 모두 표현할 수 있어요.
처음 색연필을 구입하시는 분들에게는 파버카스텔 색연필 24색을 추천합니다.

Tip 완성된 꽃그림 옆에 있는 컬러 차트를 보며 색연필을 골라내면 쉬워요.

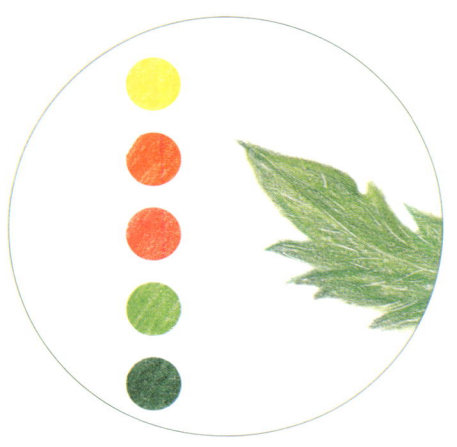 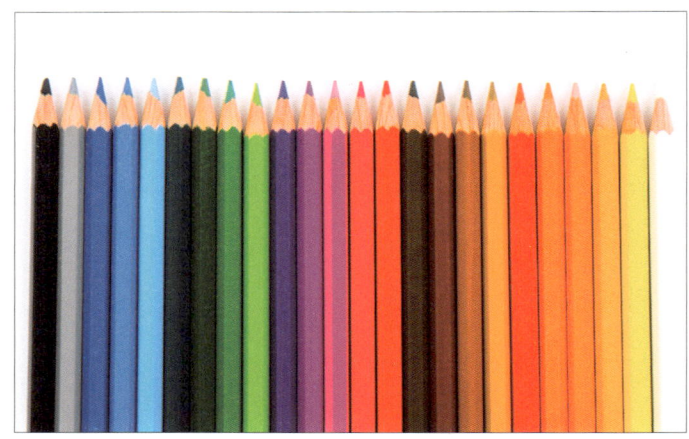

관찰하기

이 책에는 어린 시절부터 자주 보고 접했던 25가지 꽃들이 실려 있어요. 그 꽃들을 자세히 관찰하면서 꽃과 관련된 추억을 잠시 떠올려보세요. 꽃술, 꽃잎, 줄기, 잎에 어떤 색이 쓰였고, 어떻게 표현되었는지 살펴보세요.

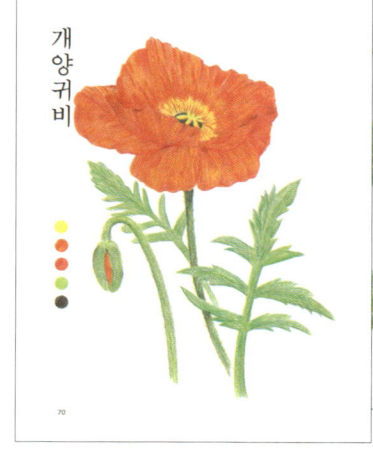 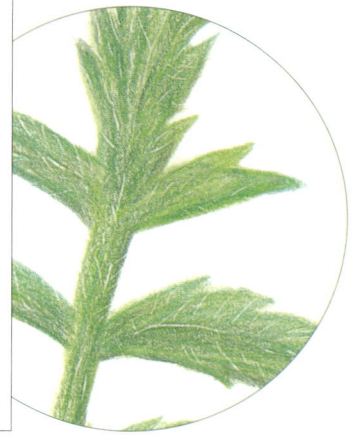

🟢 색칠하기 🟢🟢

밑그림은 검정색 선이 아닌 컬러로 그려져 있어요. 어떤 색연필로 칠해야 할지 한눈에 알아보기 쉽게요. 밑그림 선을 보고 색연필을 고른 다음 면적이 넓은 부분부터 옅은 색으로 색칠하세요. 그런 다음 어두운 부분은 덧칠하거나 좀 더 진한 색으로 색칠하세요. 손목의 힘을 빼고 직선과 곡선을 그리며 색칠하세요.

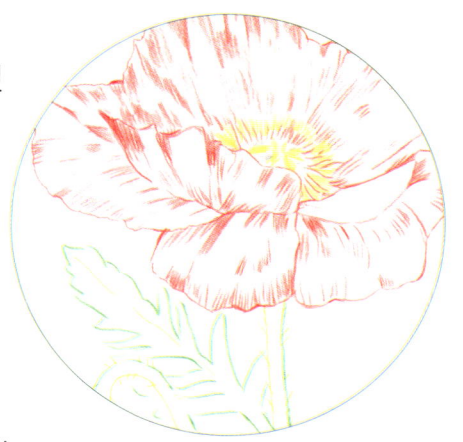

★ 색연필로 칠하는 색과 인쇄된 그림의 색과는 색감의 차이가 날 수 있어요.

Tip 컬러 차트에 해당되는 색연필이 없는 경우, 비슷한 색의 색연필을 사용해도 괜찮아요.

🟢 입체감 주기 🟢🟢

입체감을 주려면 꽃의 형태(부채 모양, 원 모양, 타원 모양 등)를 생각하면서 어떤 면은 연하게, 어떤 면은 진하게 색칠해야 해요. 꽃봉오리, 꽃잎, 줄기의 면을 전체적으로 연하게 색칠한 다음, 테두리를 따라 여러 번 진하게 색칠하세요. 윤곽이 만들어지면서 입체감과 볼륨감이 살아날 거예요.

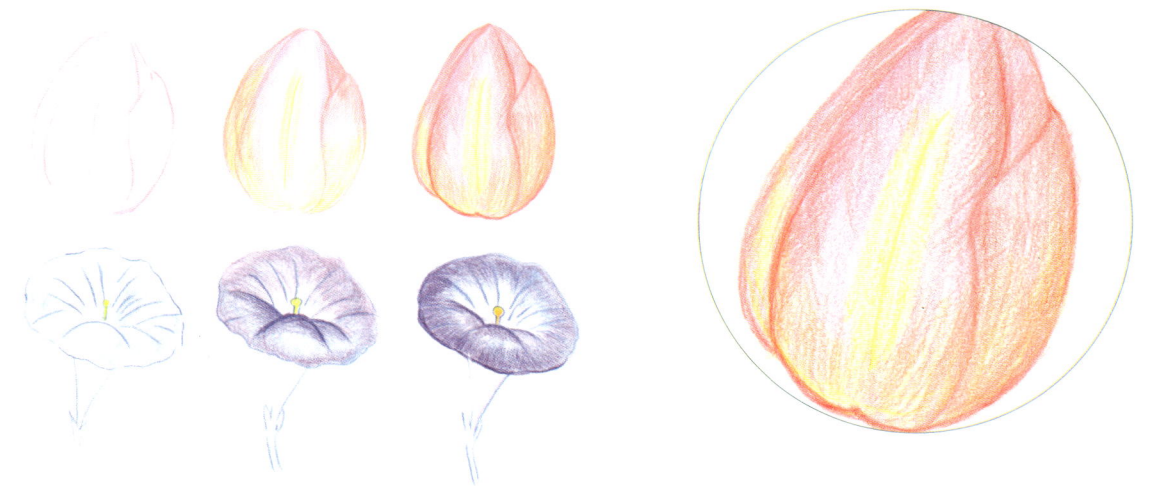

🟢 꽃 이름 알아맞히기, 선 따라 긋기, 자유롭게 색칠하기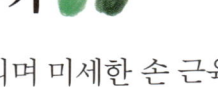

꽃 이름을 알아맞히면서 기억력을 체크해보세요. 꽃 테두리를 따라 그리며 미세한 손 근육의 움직임을 살펴보세요. 자유롭게 색칠하며 성취감도 느끼고 마음을 편안하게 하는 시간도 가져보세요.

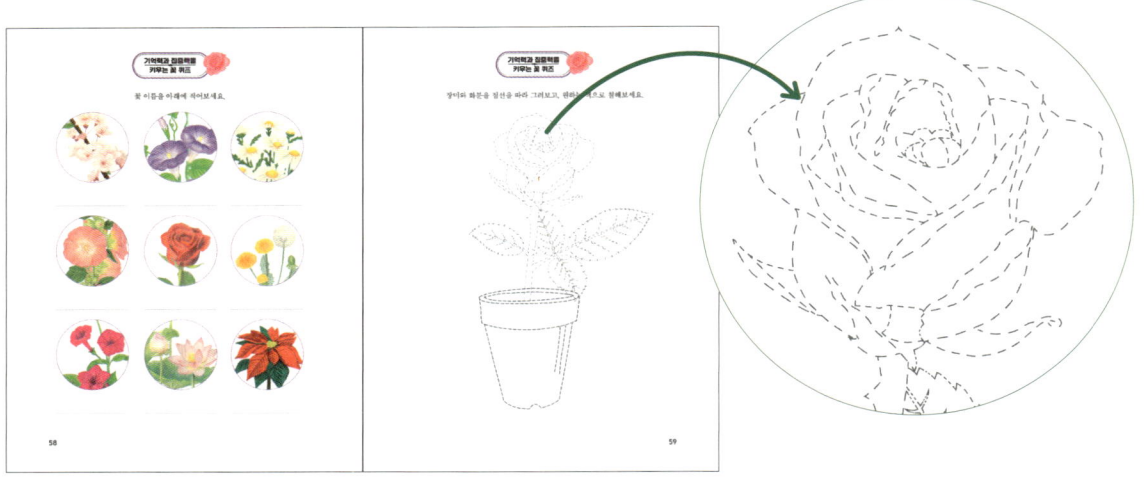

🟢 미로 찾기, 꽃과 잎 연결하기 🟢🟢

미로 속의 꽃을 몇 초만에 찾을 수 있는지 체크해보세요.
꽃봉오리와 잎을 연결하면서 꽃의 형태를 관찰해보세요.

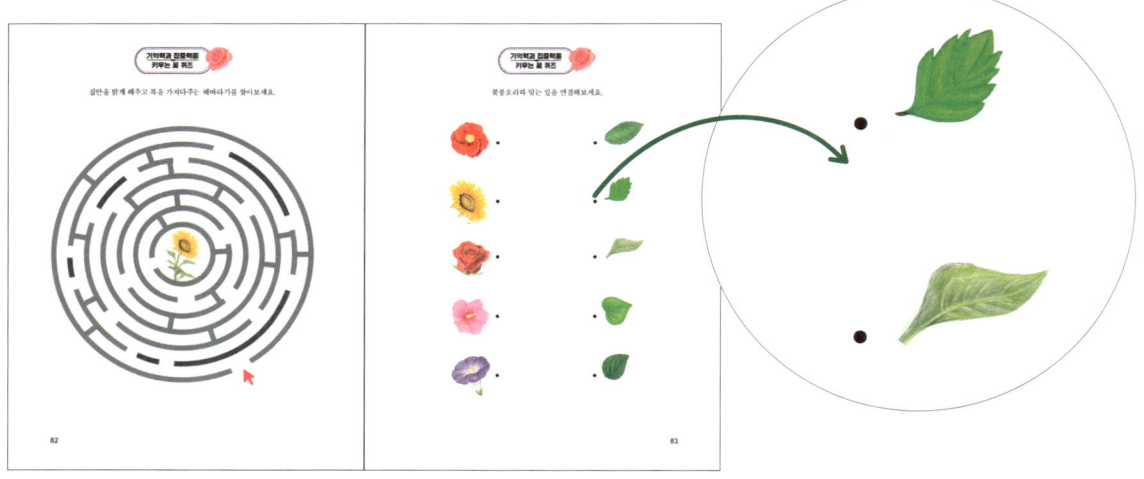

🌱 꽃 낱말 퀴즈, 다른 그림 찾기, 숨은 그림 찾기 🌿🌿

꽃과 관련된 꽃말과 다양한 지식을 퀴즈로 풀면서 상식을 쌓아가세요.
서로 다른 그림과 숨어 있는 물건을 찾으면서 집중력과 관찰력을 키워보세요.

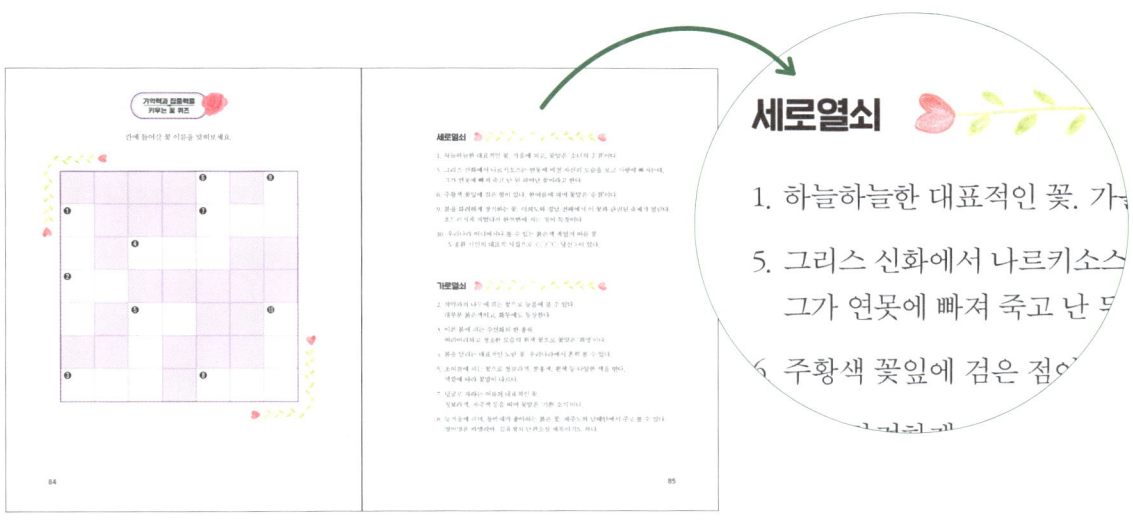

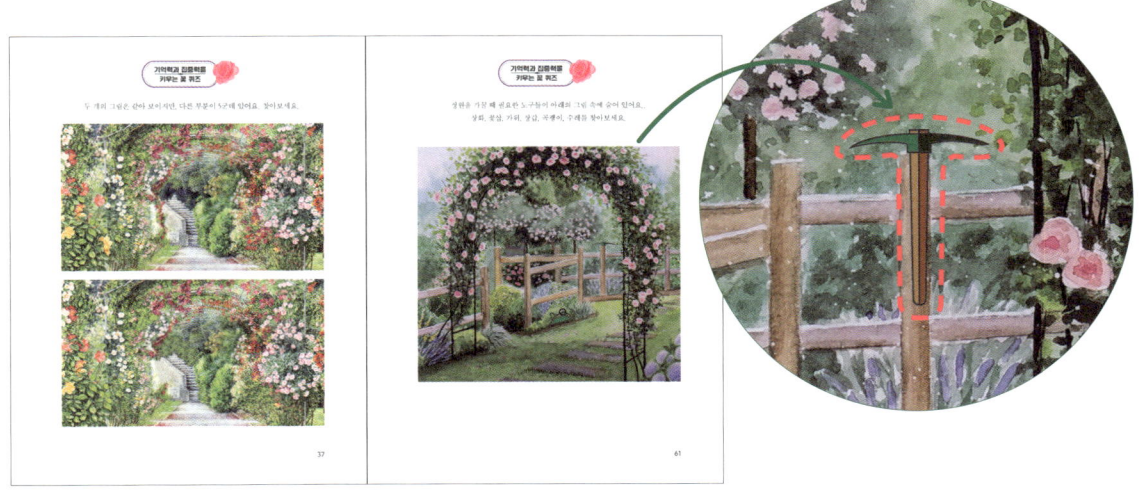

선 긋기 기초 수업

색칠하기의 기본은 선 긋기 연습이에요.

1. 가는 선을 표현하는 방법
❶ 손의 힘을 약하게 해서 그어요.　　❷ 색연필을 세워서 그어요.
❸ 색연필의 심을 뾰족하게 만들어서 그어요.

2. 굵은 선을 표현하는 방법
❶ 손의 힘을 강하게 해서 그어요.　　❷ 색연필을 옆으로 눕혀서 그어요.
❸ 색연필 심을 뭉툭하게 만들어서 그어요.

★ 선 간격을 일정하게 유지하며 가는 선과 굵은 선을 연습해보세요.

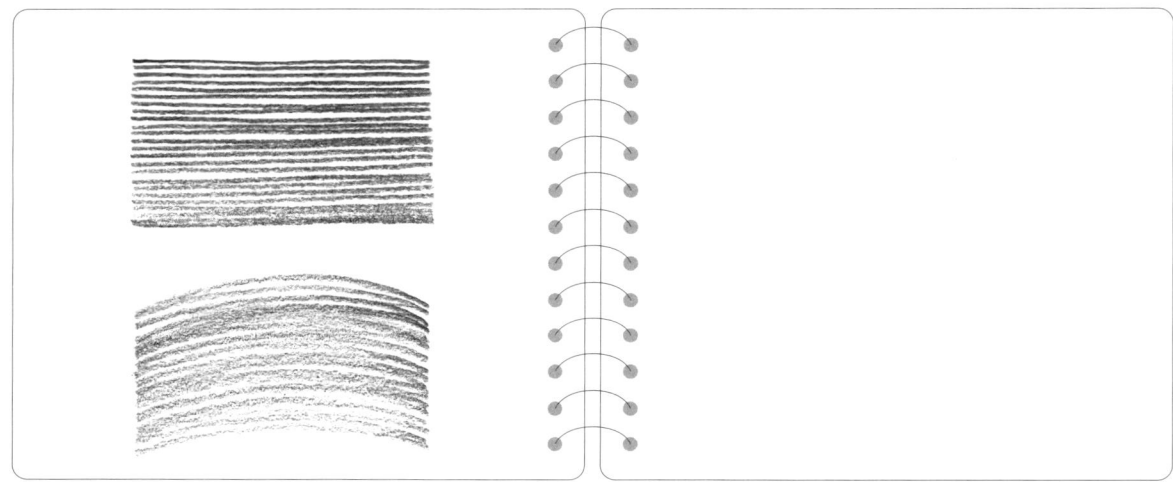

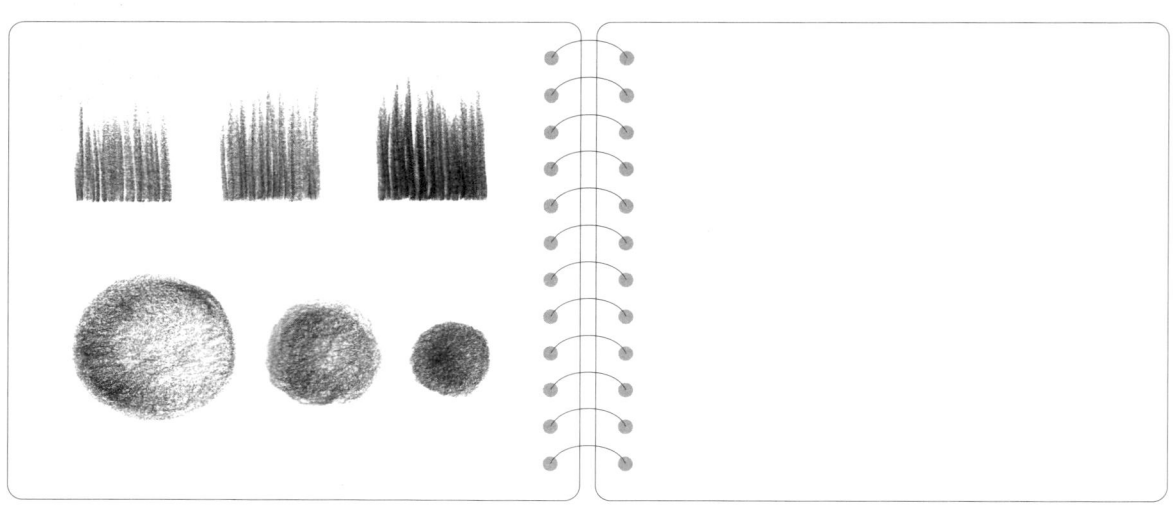

색칠하기 기초 수업

선을 그으며 손풀기를 끝냈다면 가장 기본이 되는 색칠법을 익혀보세요.

1. 밑바탕을 색칠하는 방법
❶ 옅은 색으로 전체 면을 칠해요. 손목의 힘을 빼고 색칠해요.
❷ 부분 부분, 색을 진하게 칠하면서 입체감과 형태를 표현해요.

2. 입체감 있게 표현하는 방법
❶ 힘을 세게 주고 칠해요.
❷ 옅은 색으로 칠한 부분에 같은 색으로 덧칠해요.
❸ 옅은 색으로 칠한 부분에 더 진한 색으로 덧칠해요.

★ 개양귀비 꽃잎을 색칠해보며 연습해보세요.

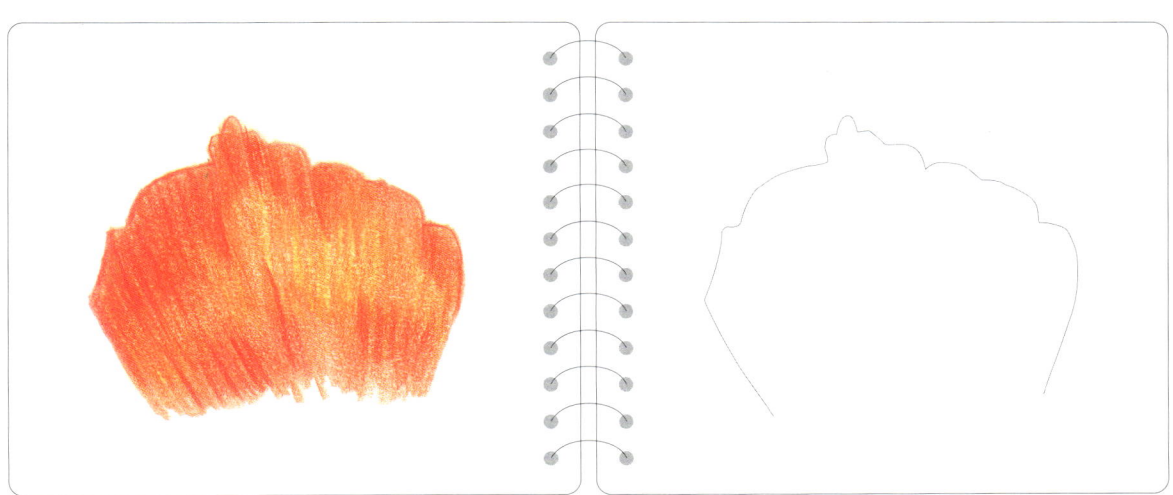

자, 이제부터 꽃을 키우는 마음으로,
손으로 그리고 마음으로 완성하며 꽃을 색칠해볼까요?

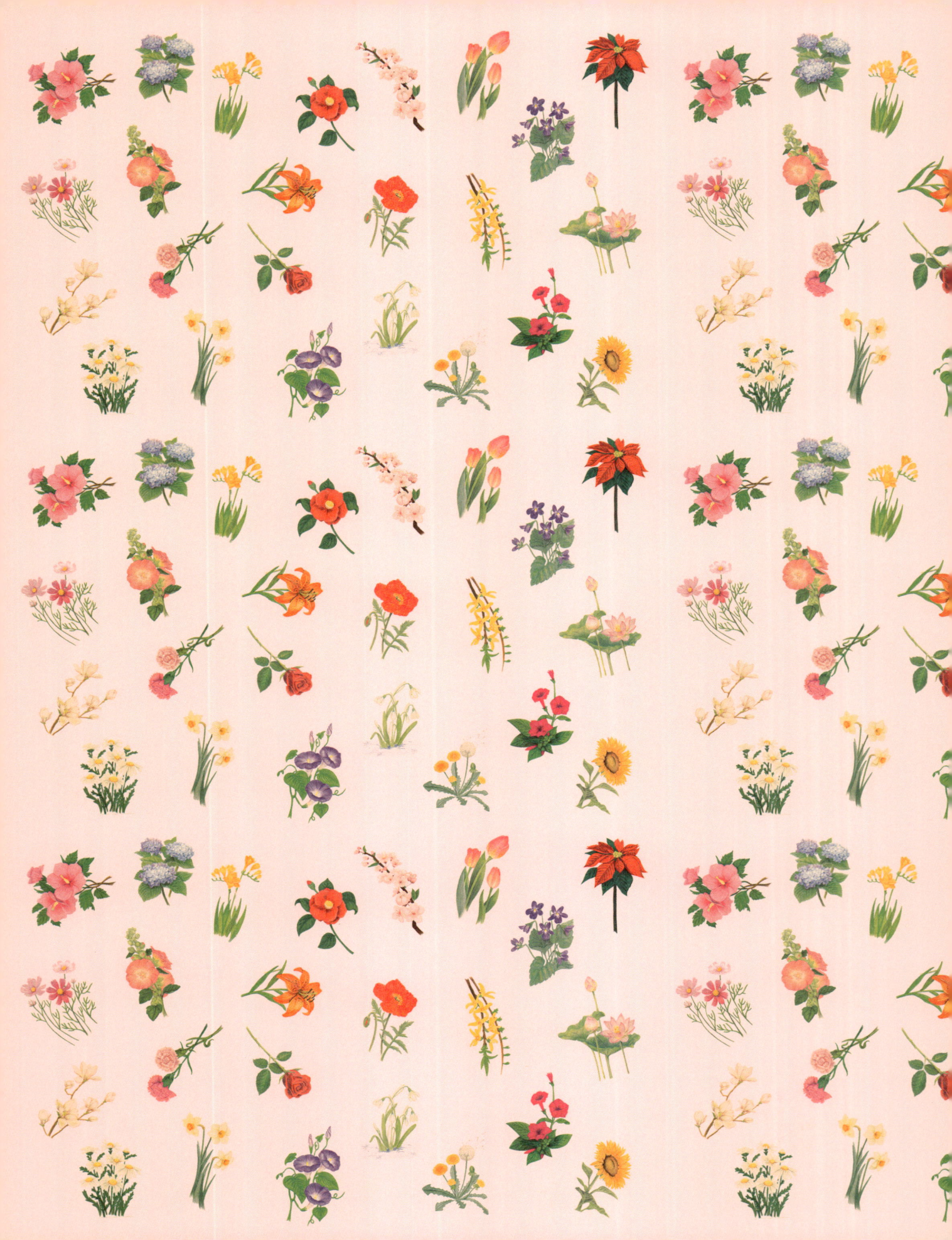

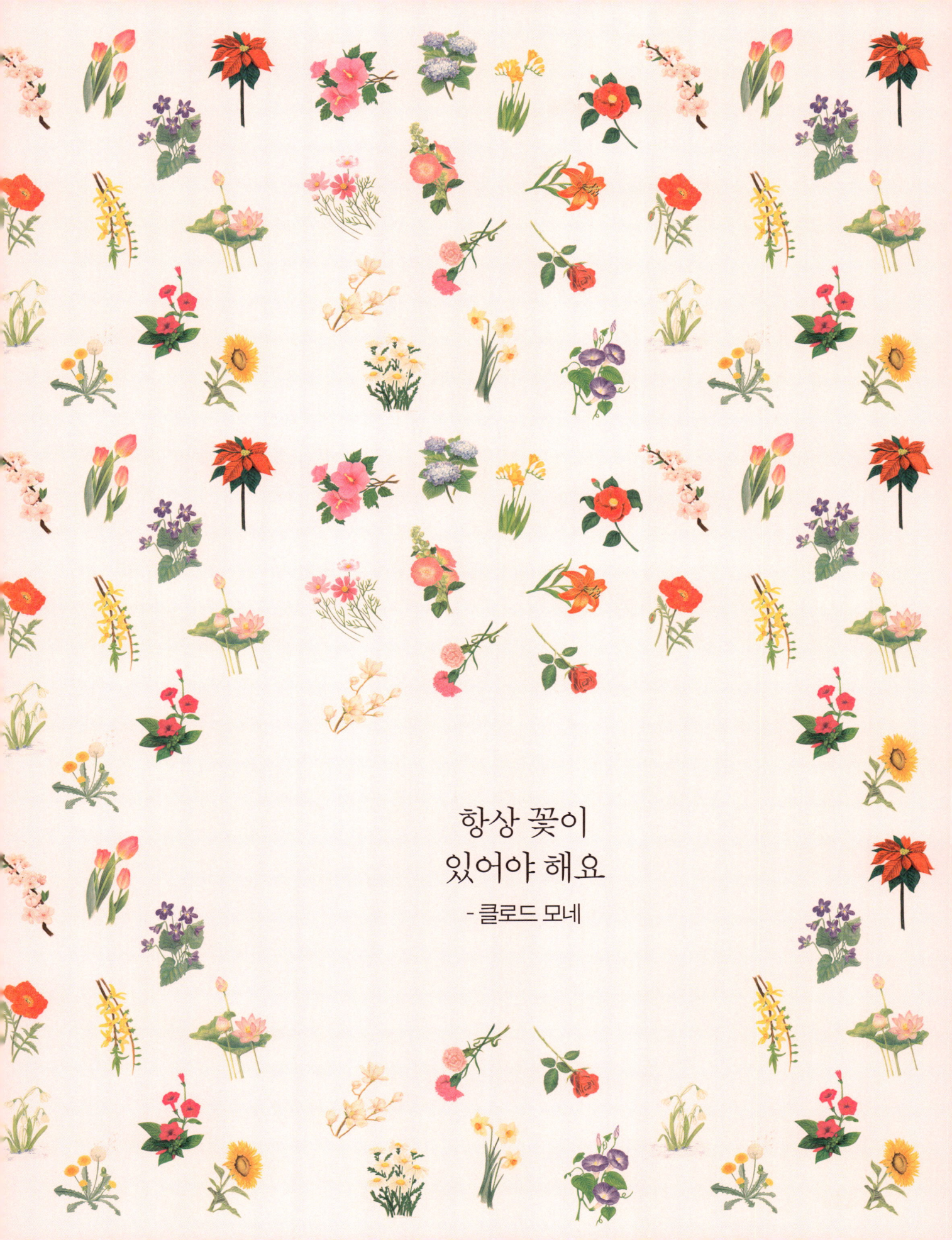

항상 꽃이
있어야 해요

- 클로드 모네

튤립

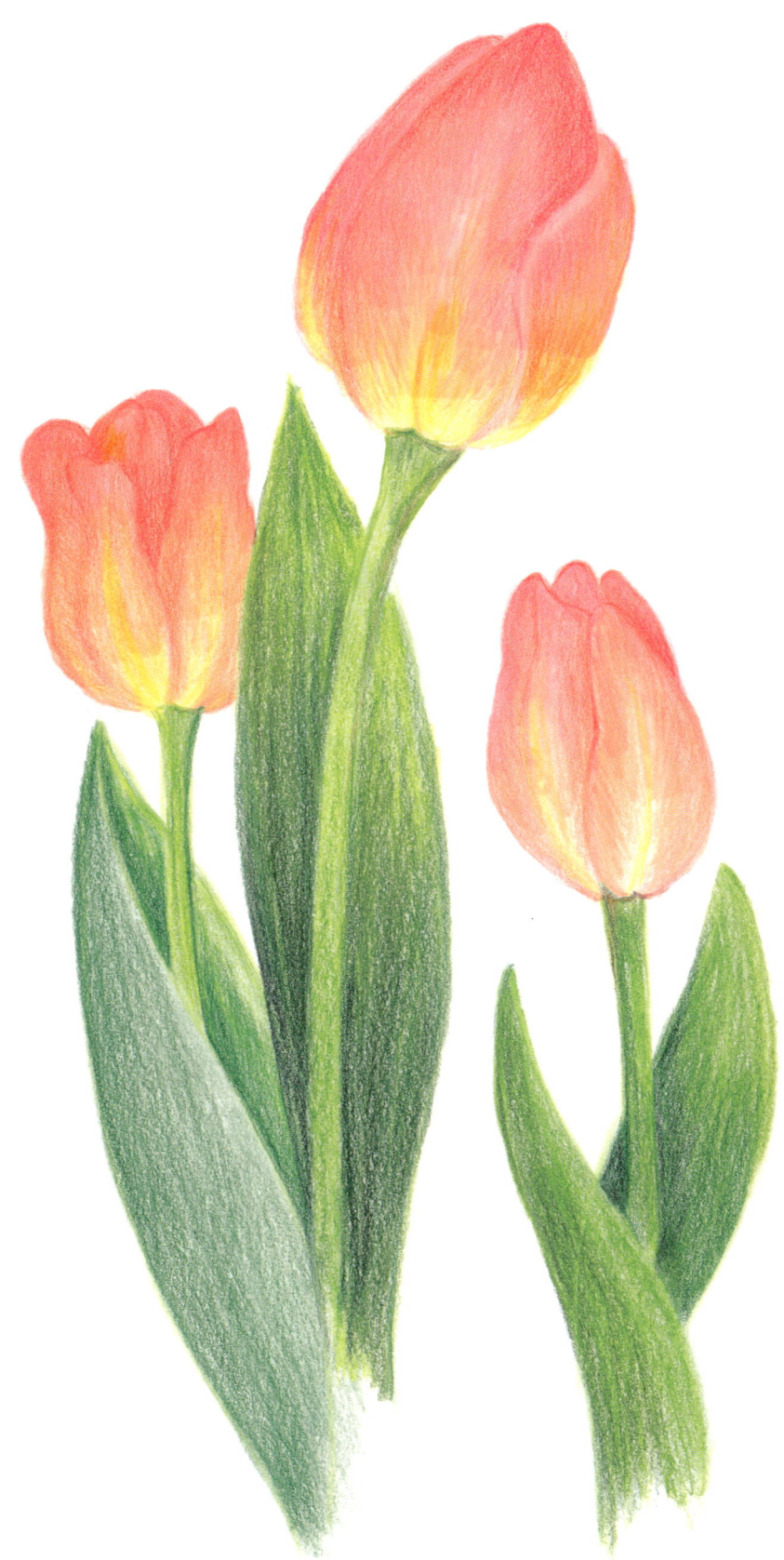

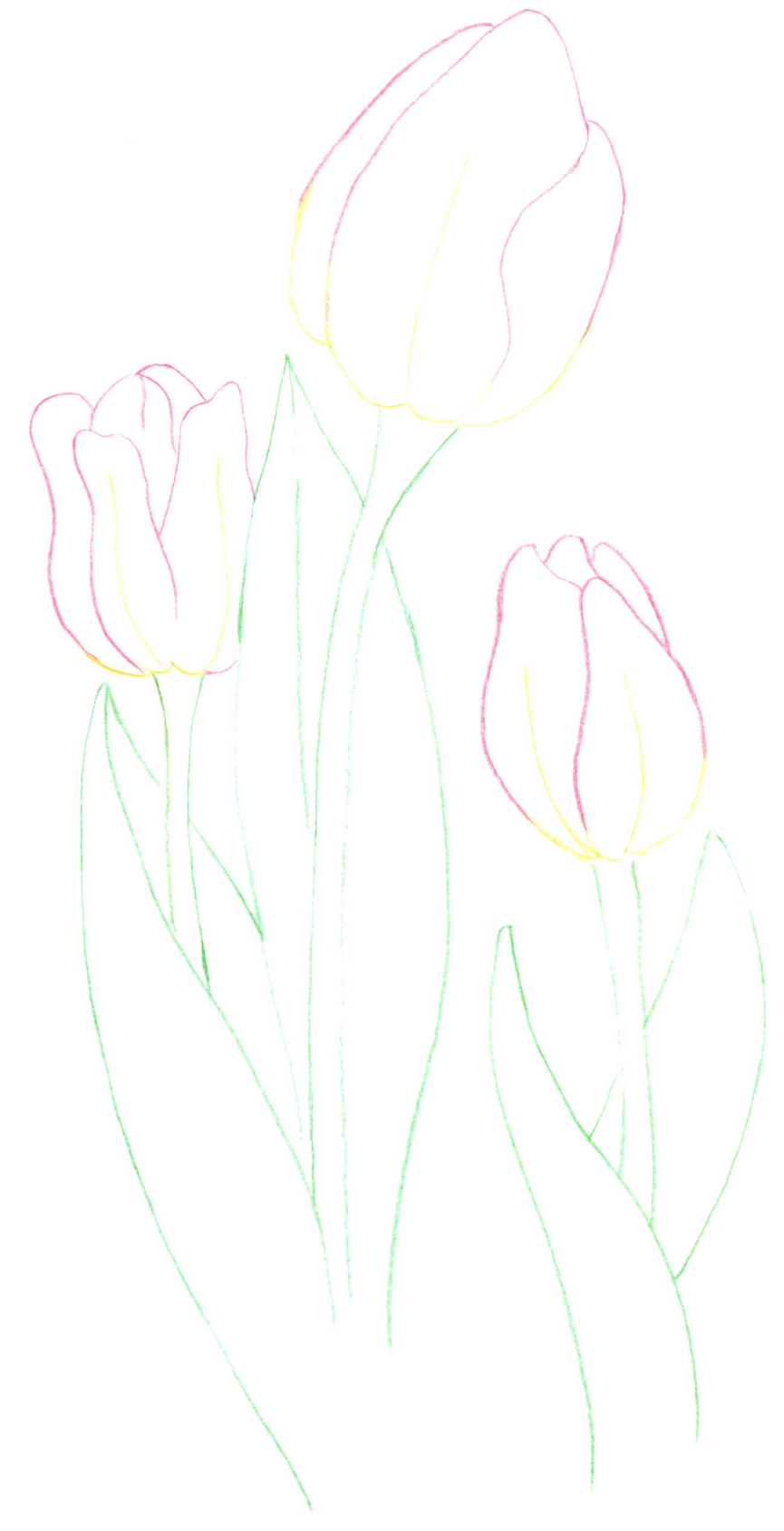

개나리

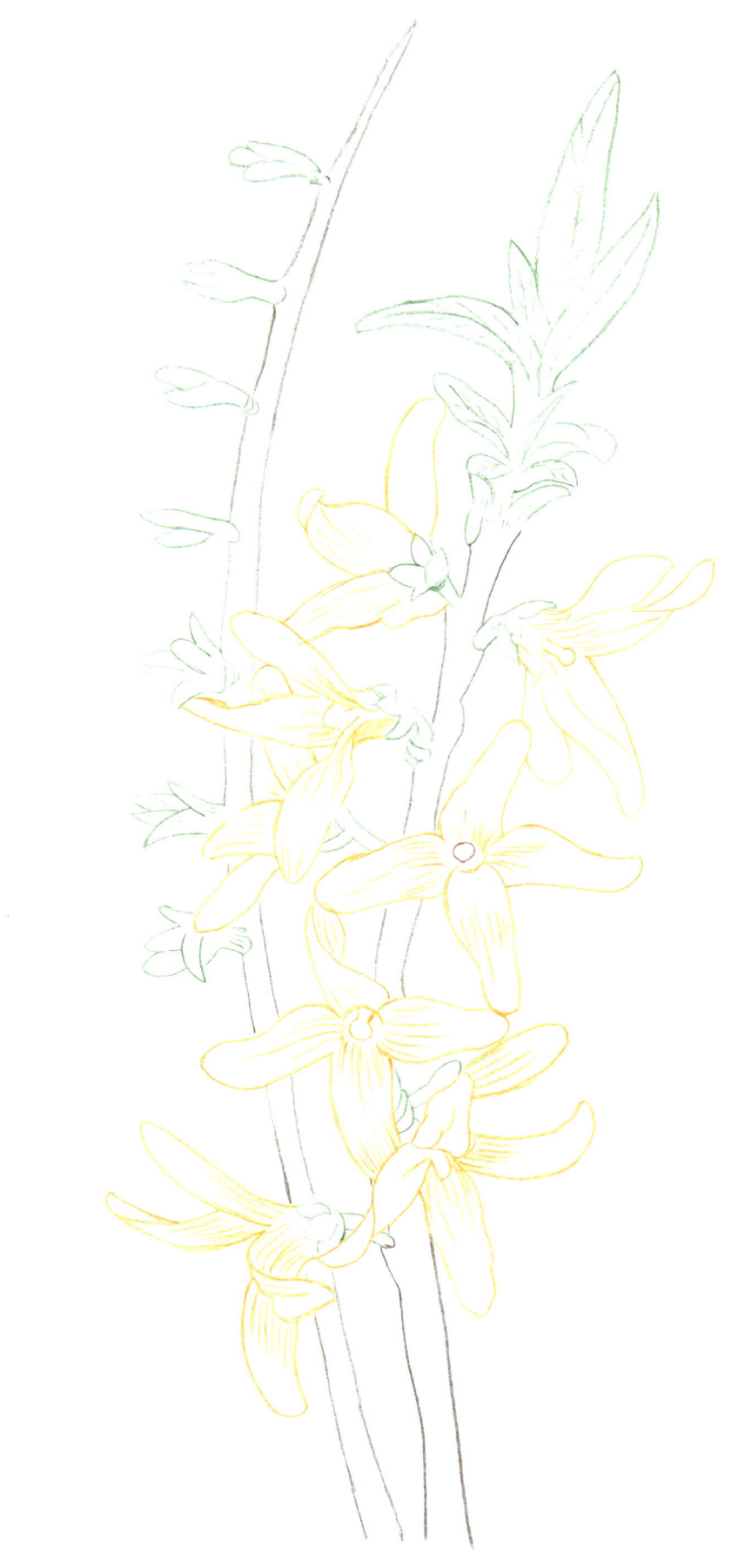

제비꽃

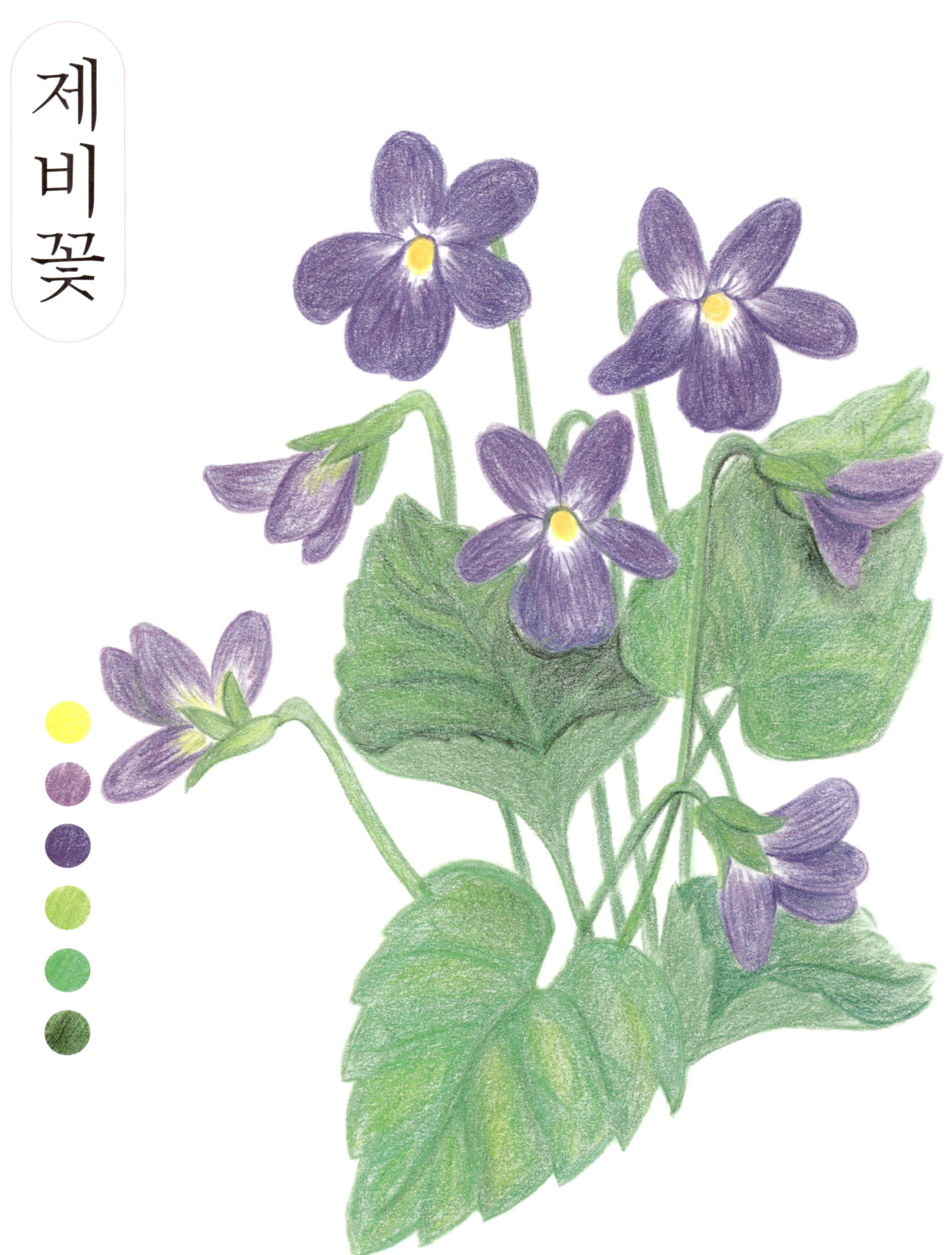

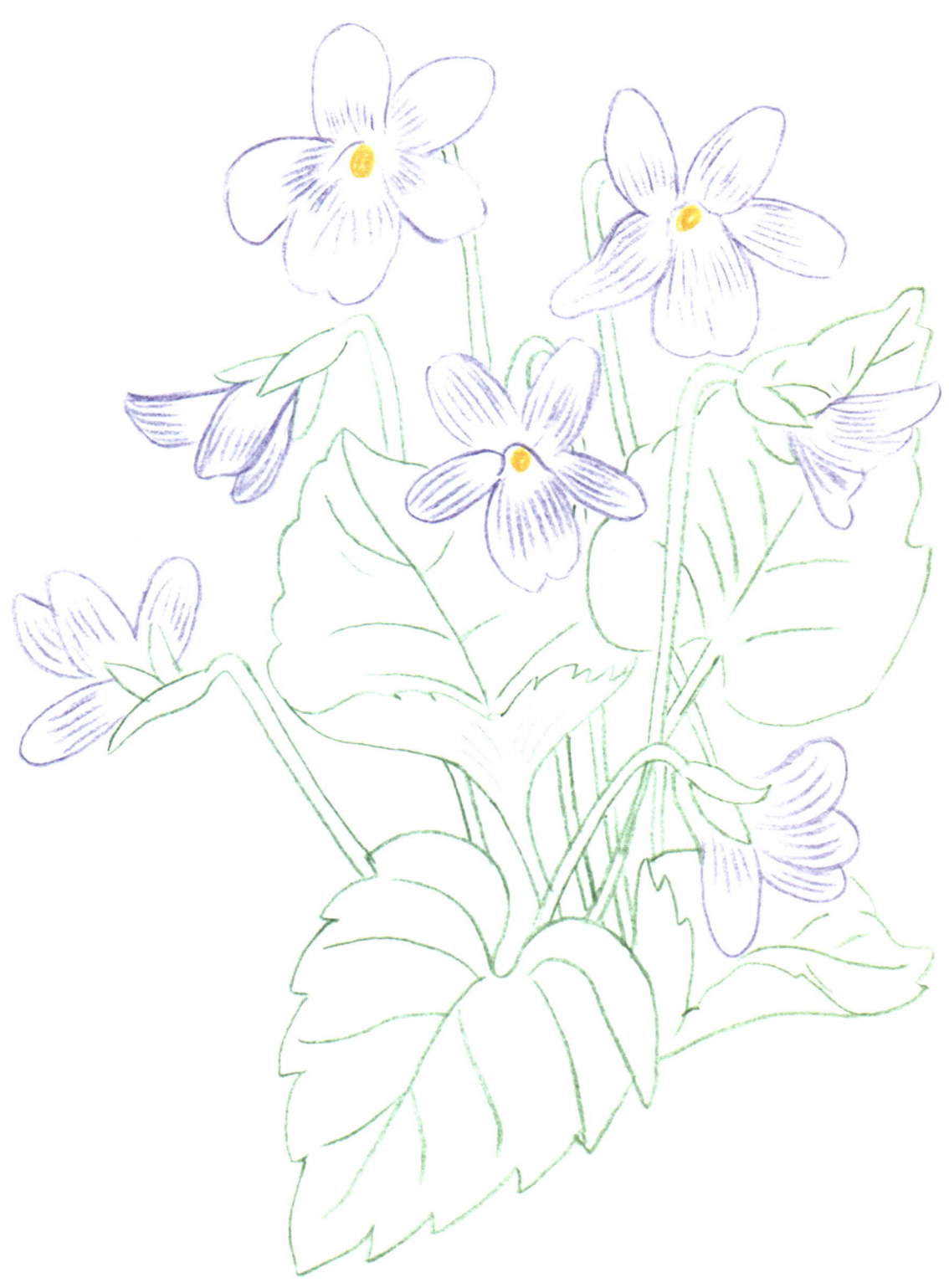

프리지어

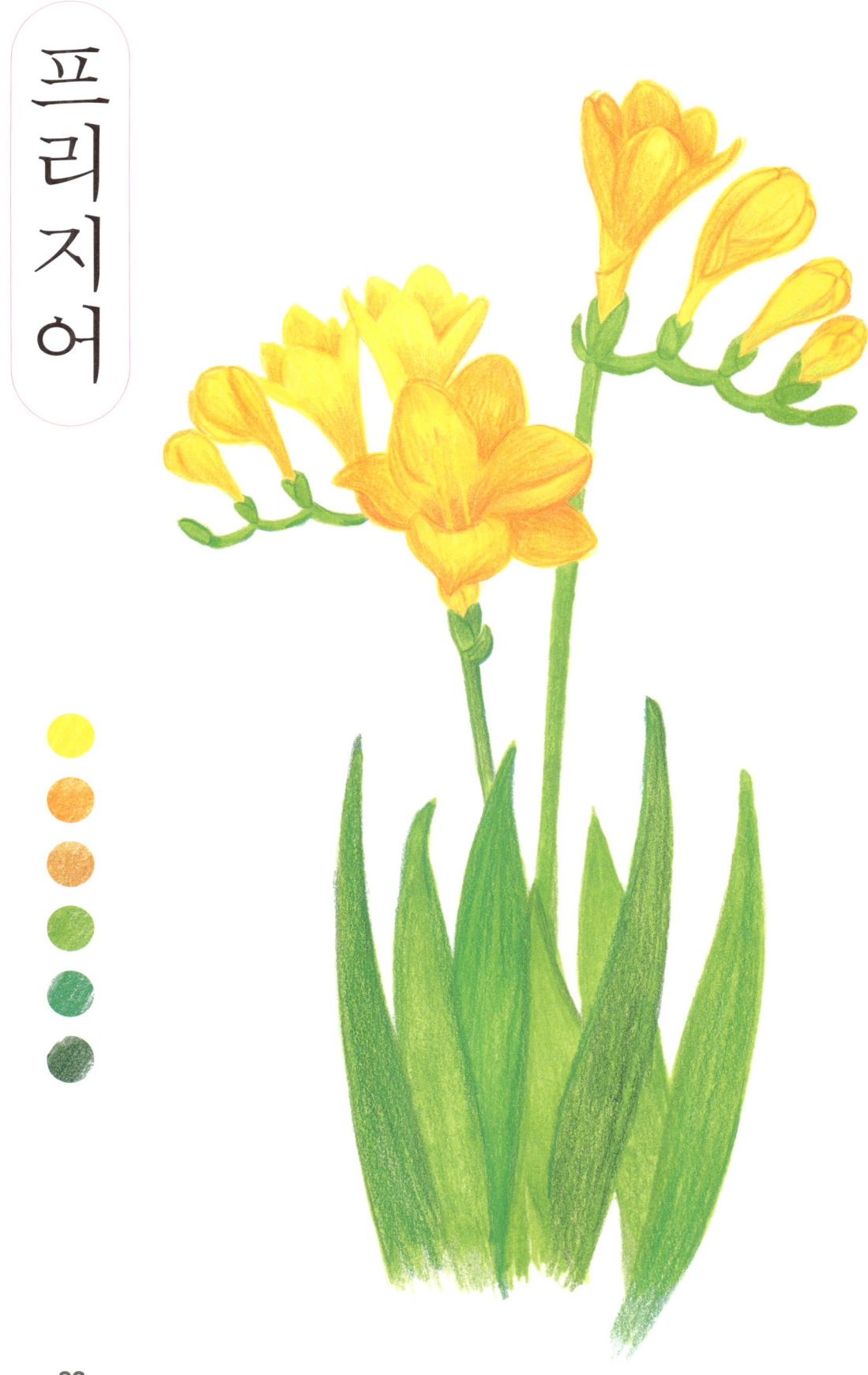

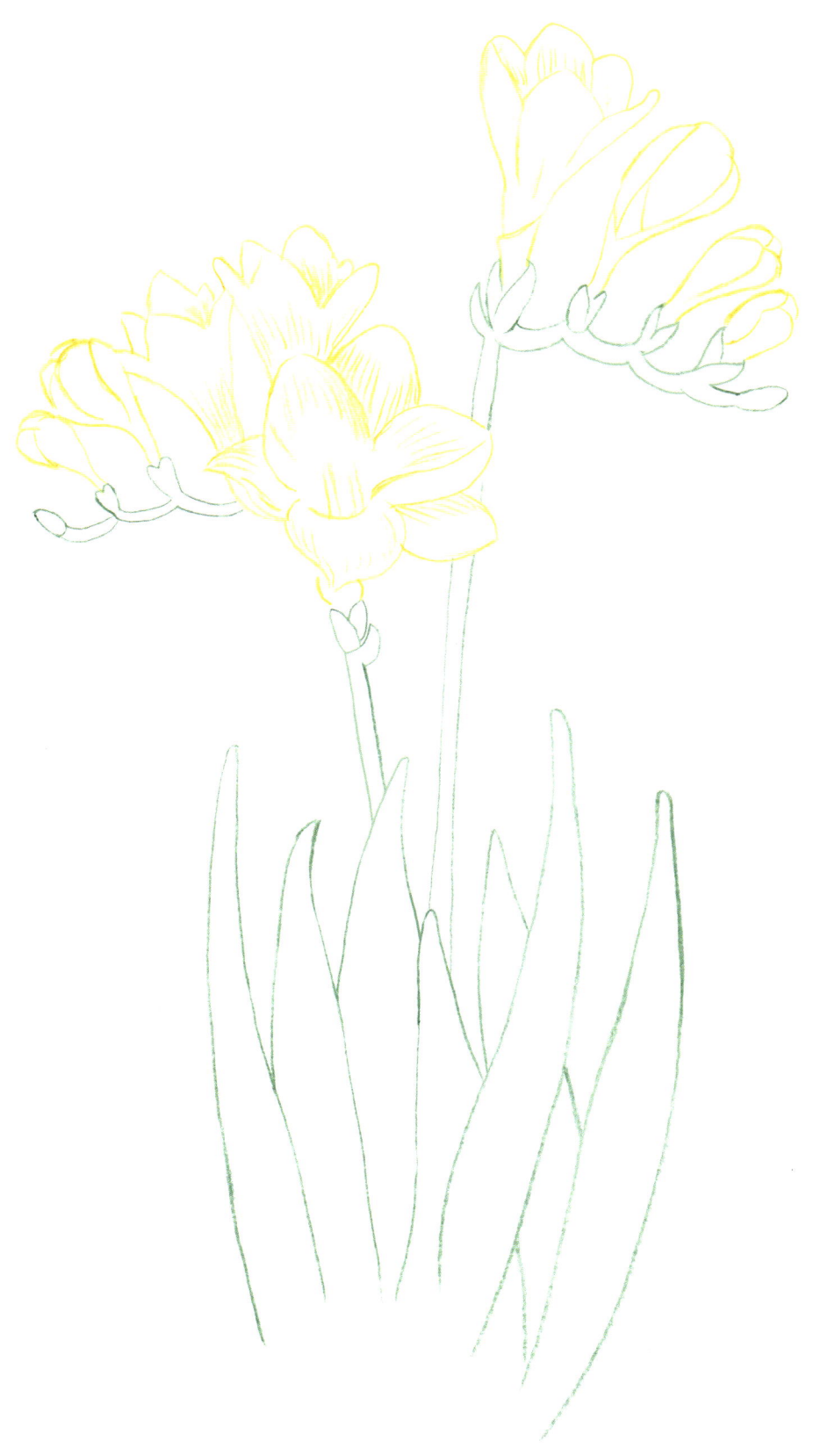

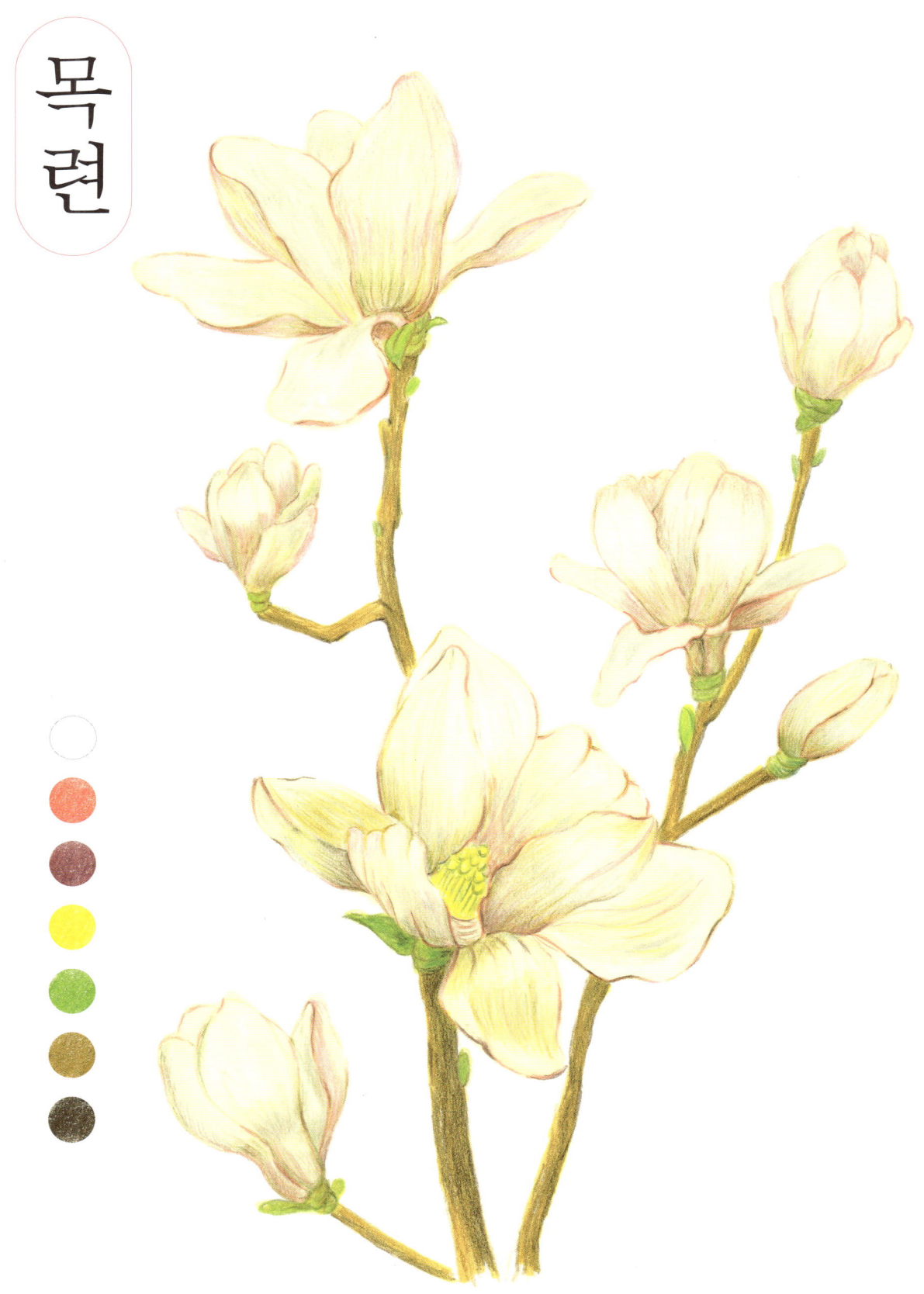

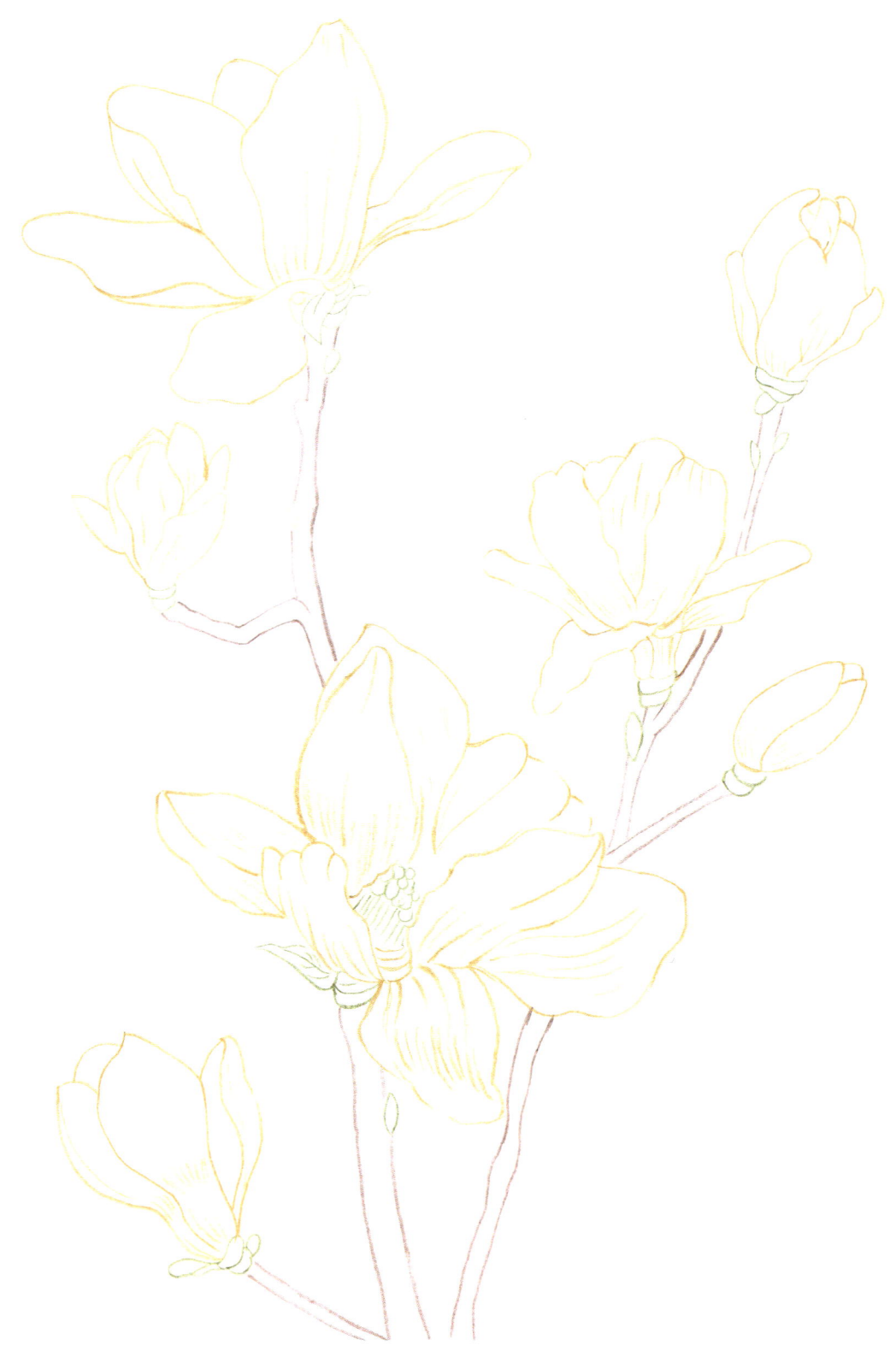

코스모스

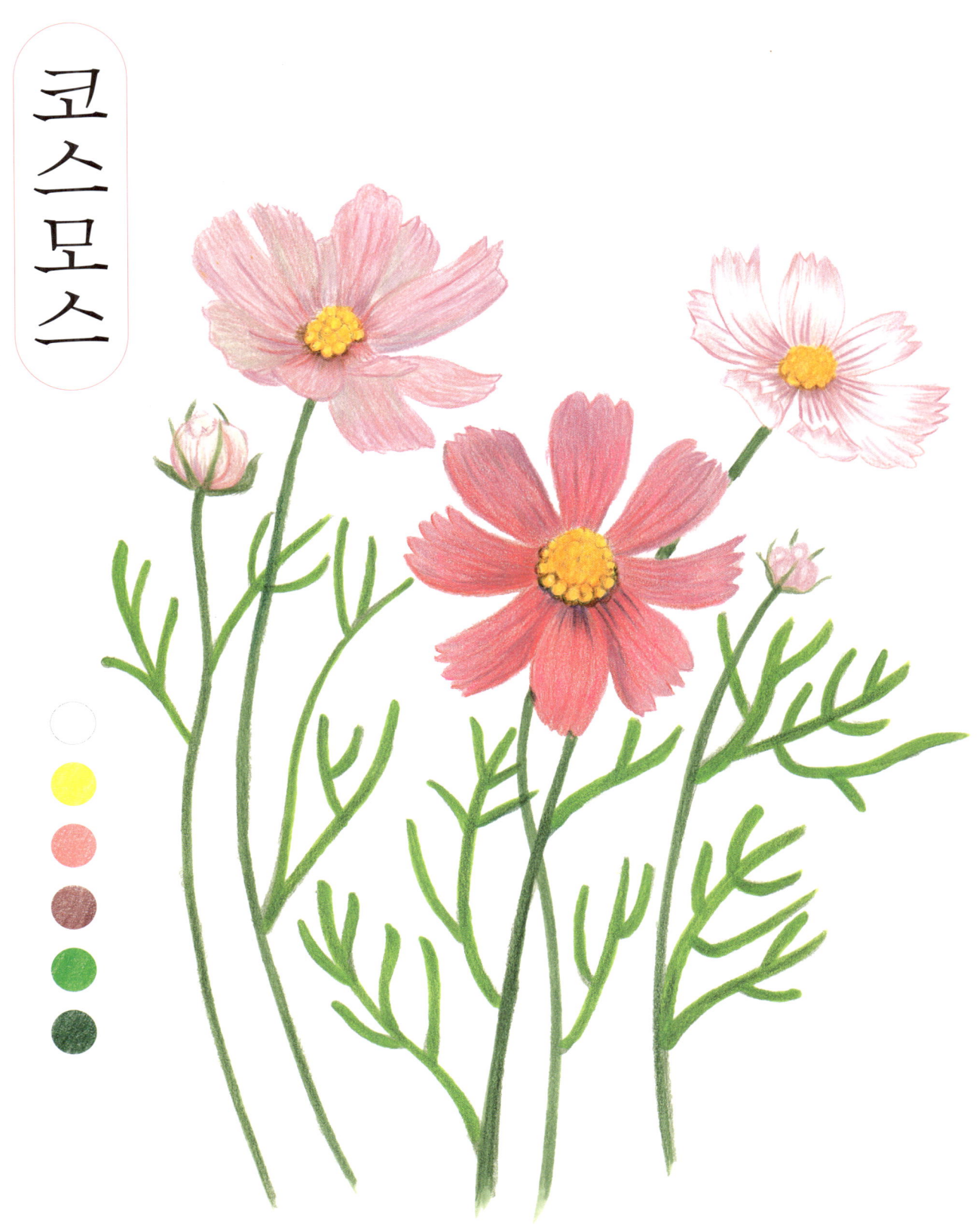

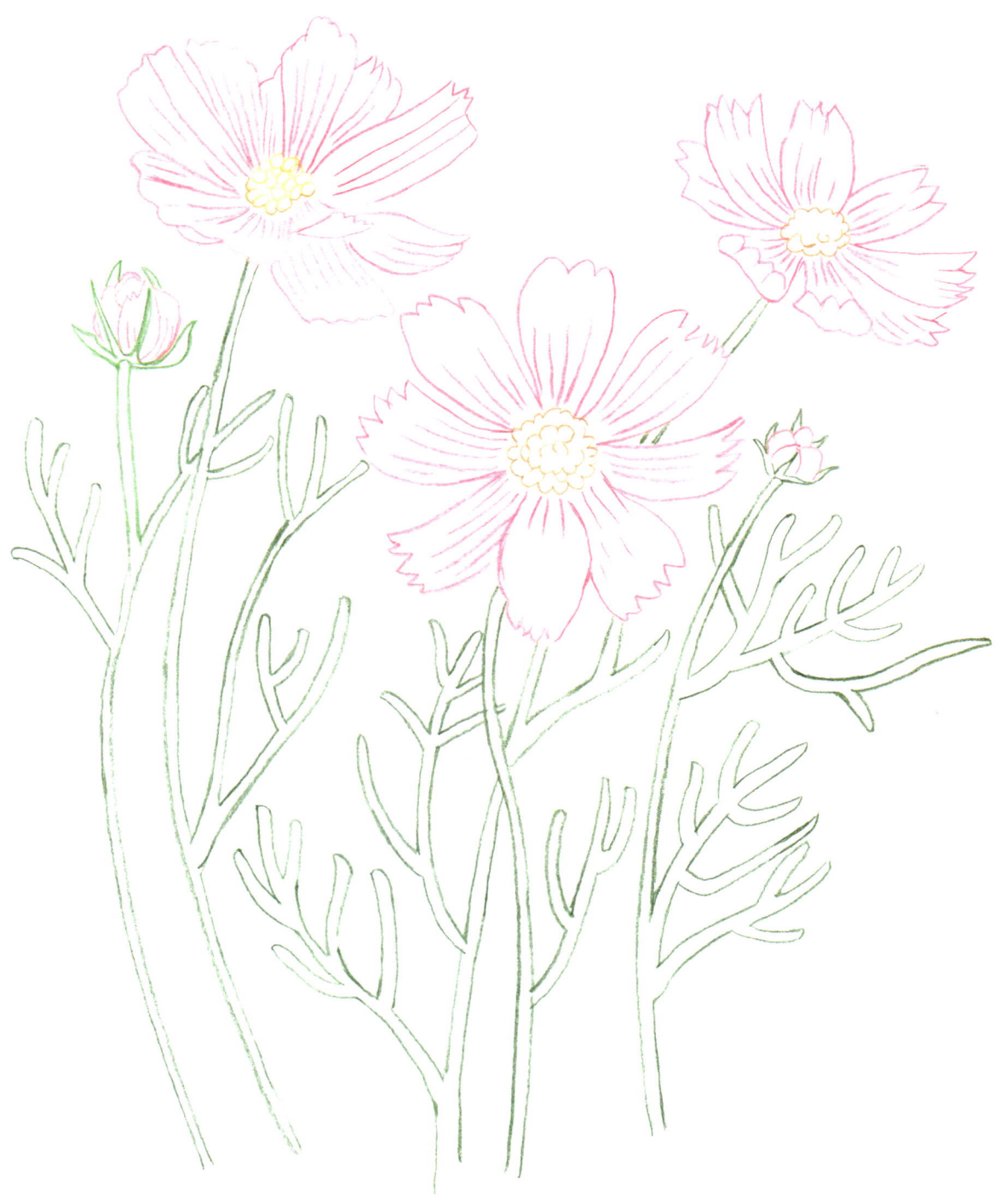

설강화

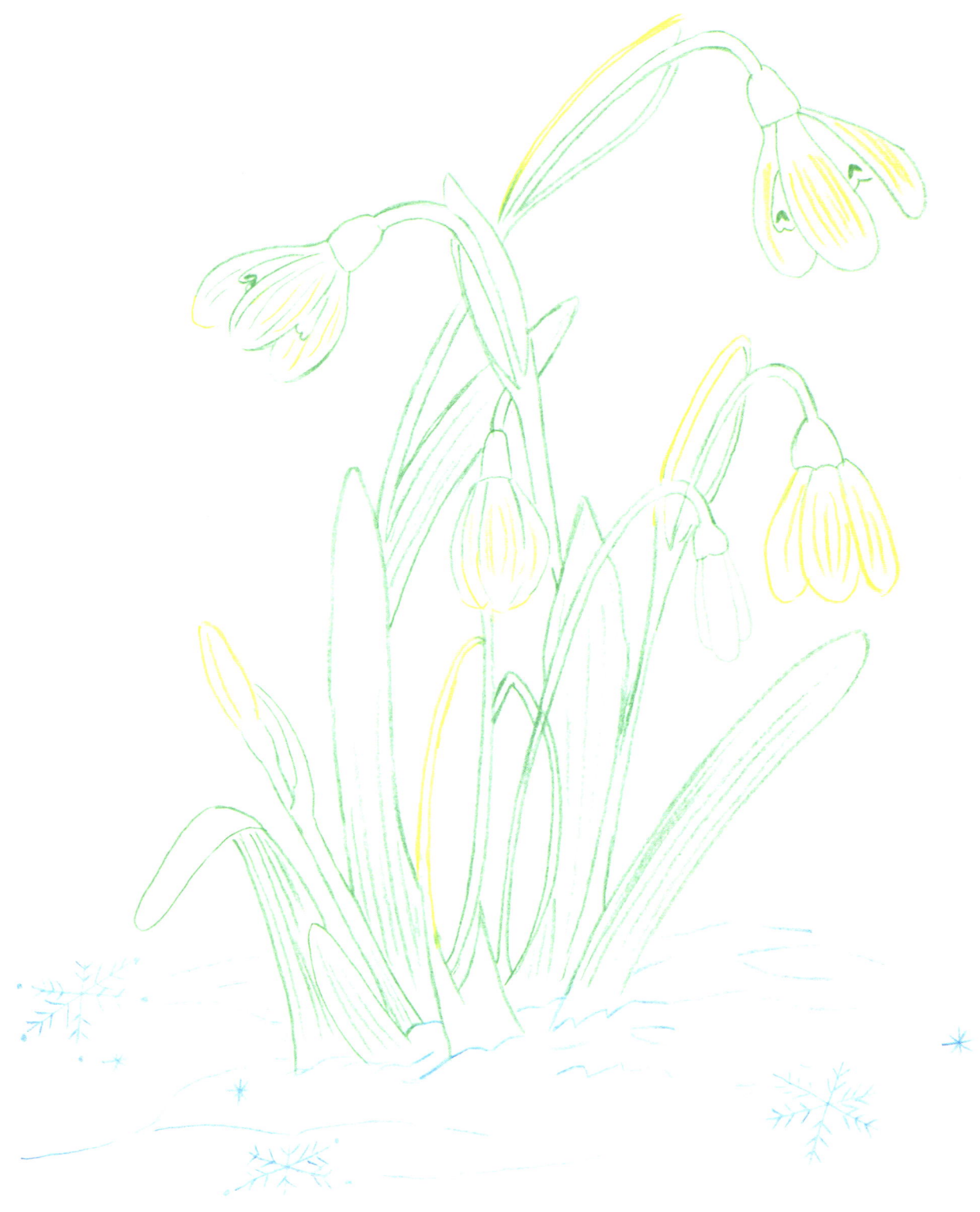

무궁화

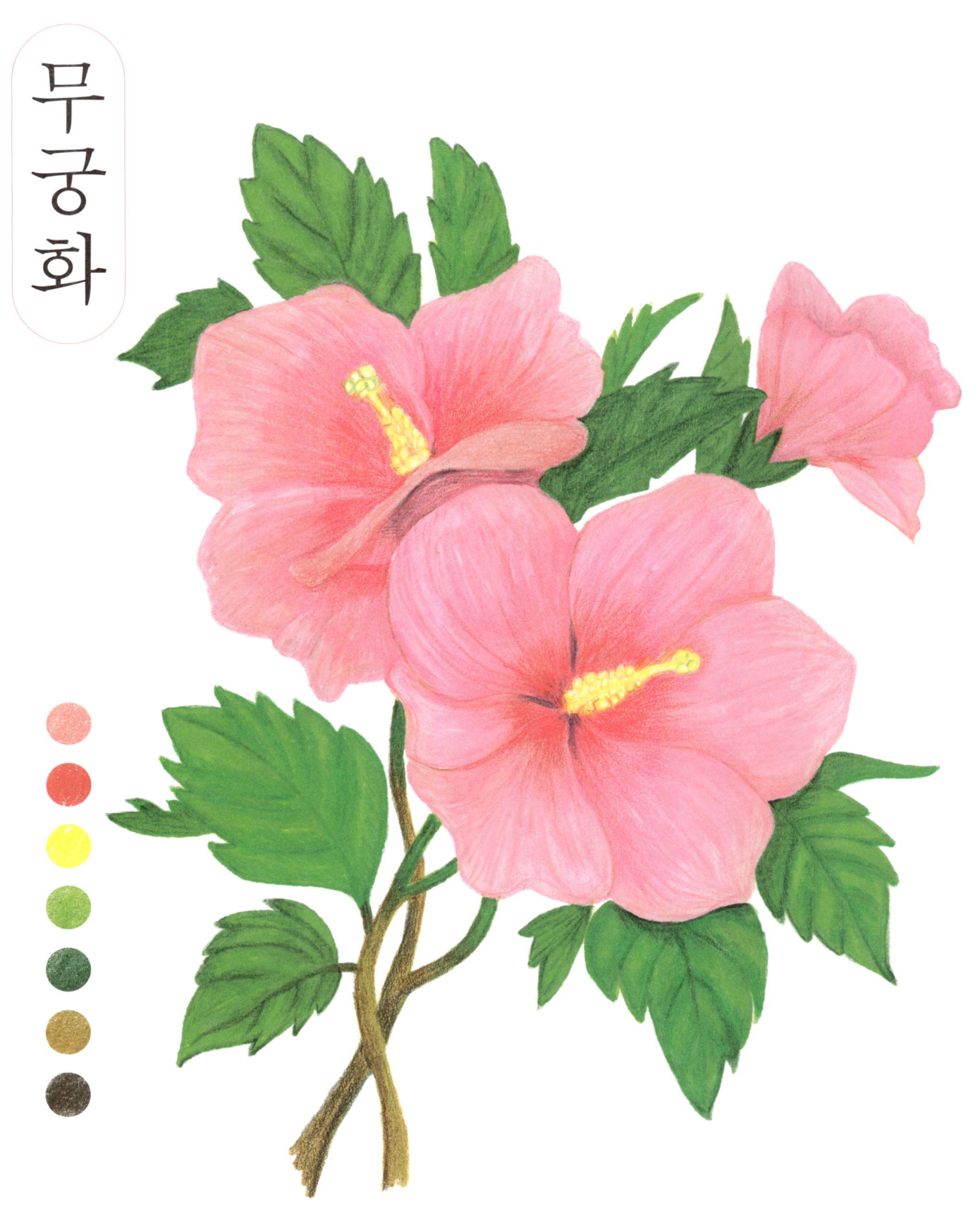

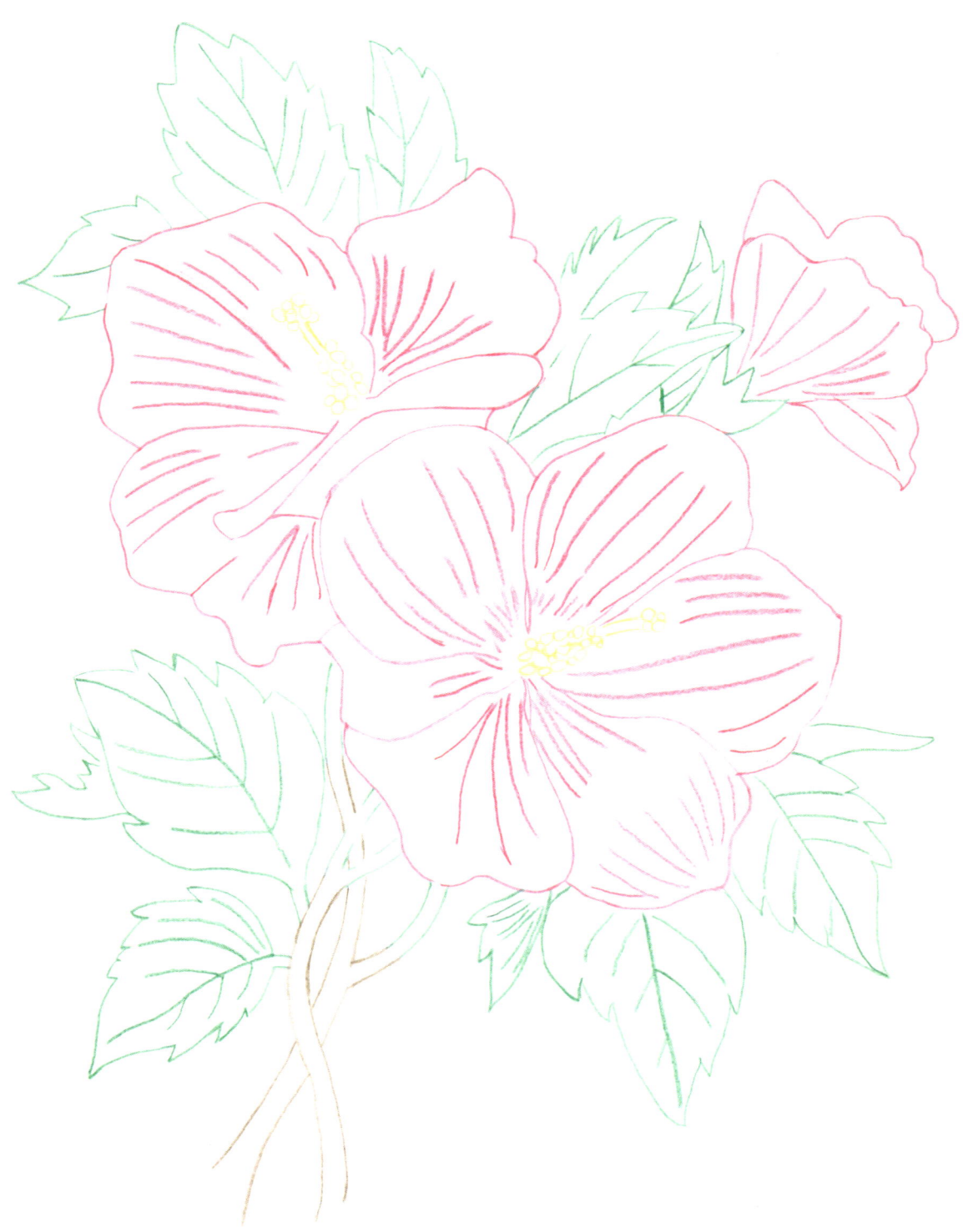

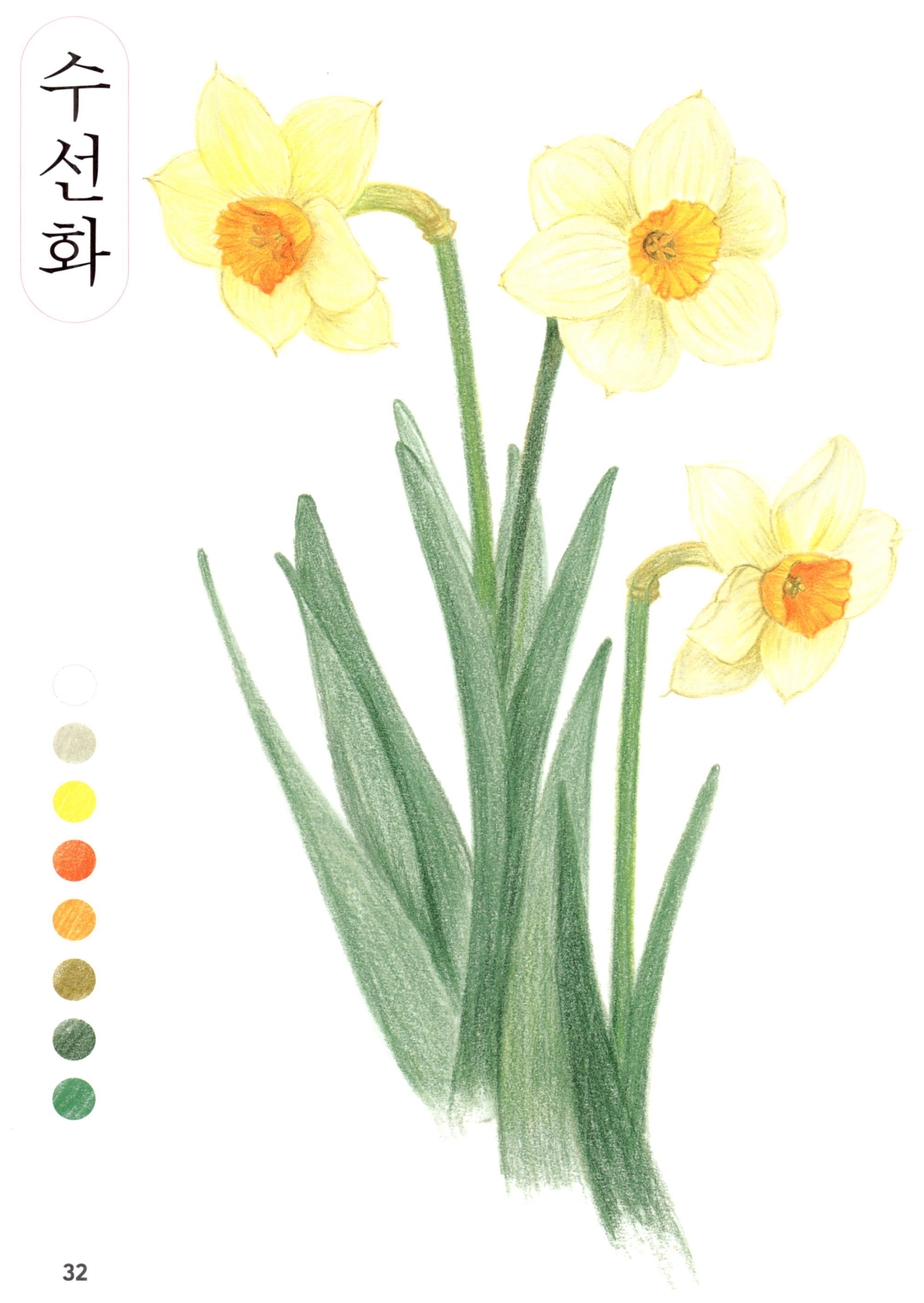

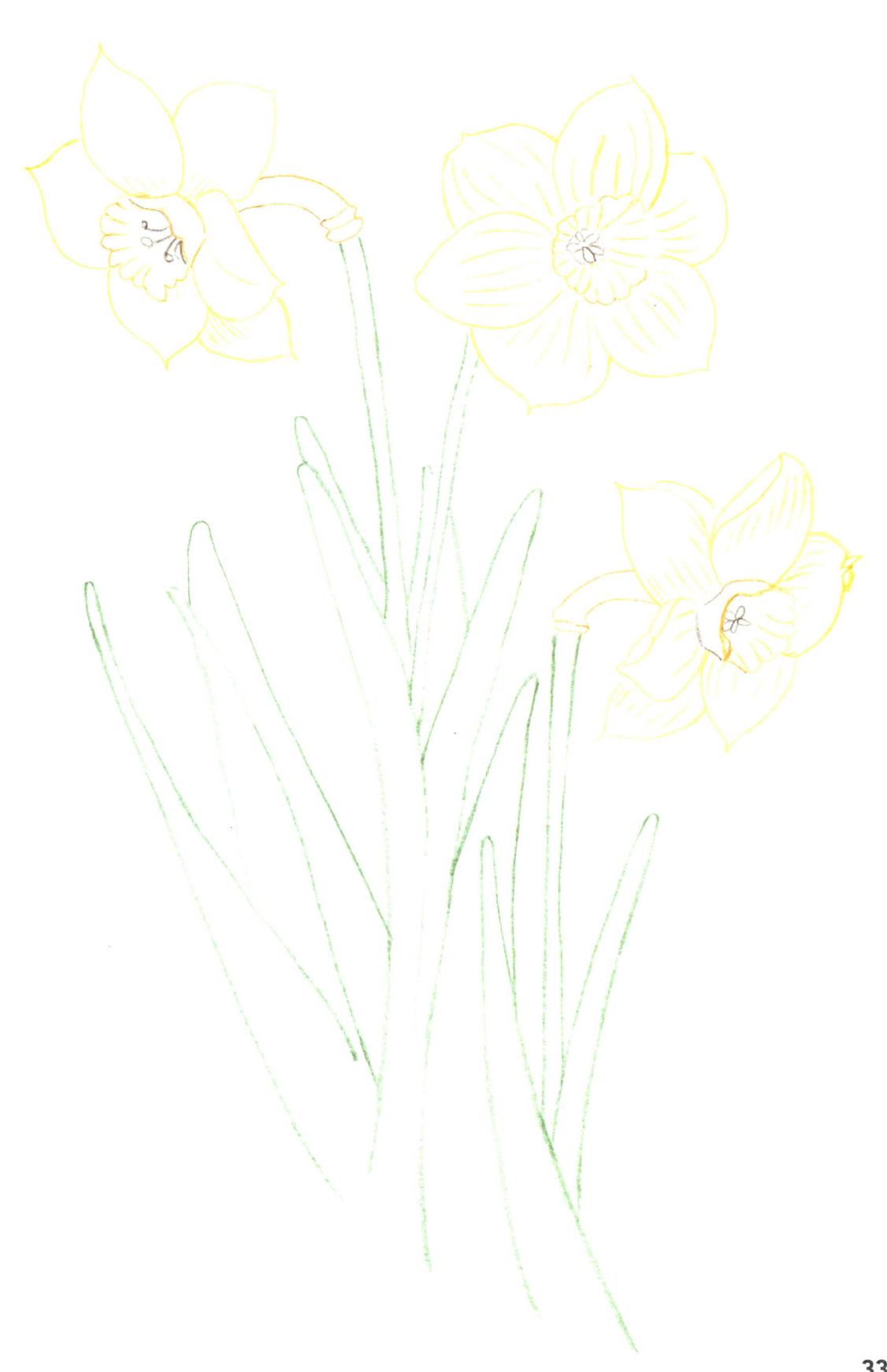

기억력과 집중력을 키우는 꽃 퀴즈

꽃 이름을 아래에 적어보세요.

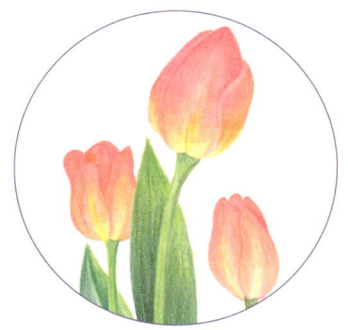
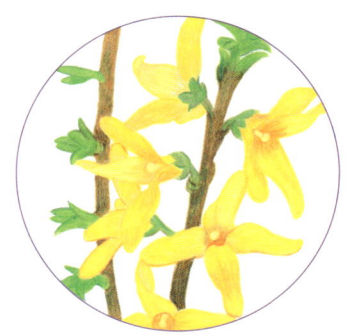
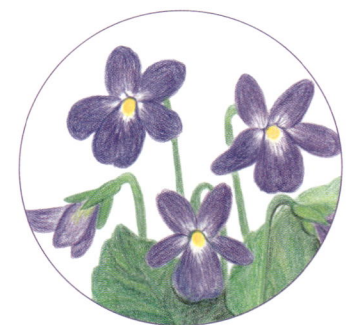

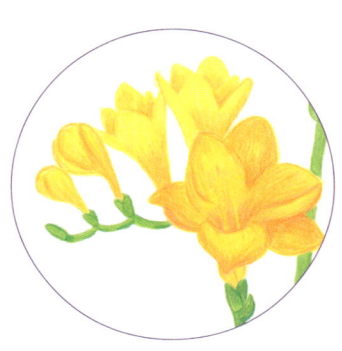
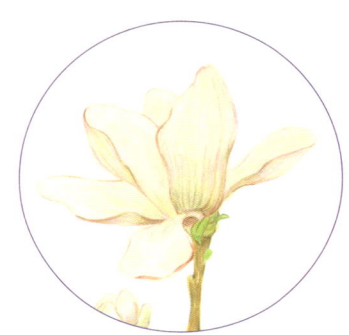
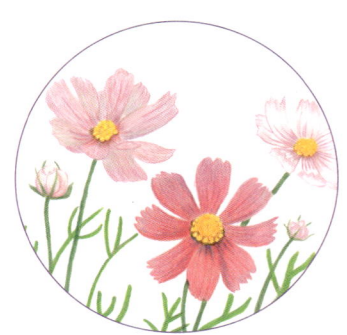

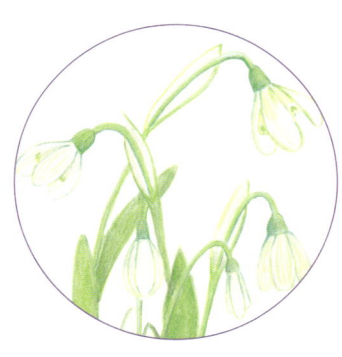
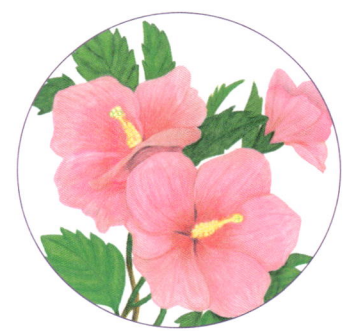
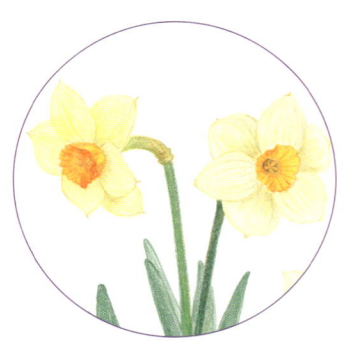

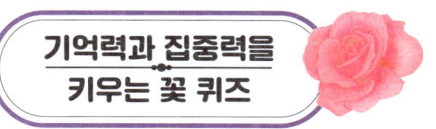

기억력과 집중력을 키우는 꽃 퀴즈

튤립과 나비를 점선을 따라 그려보고, 원하는 색으로 칠해보세요.

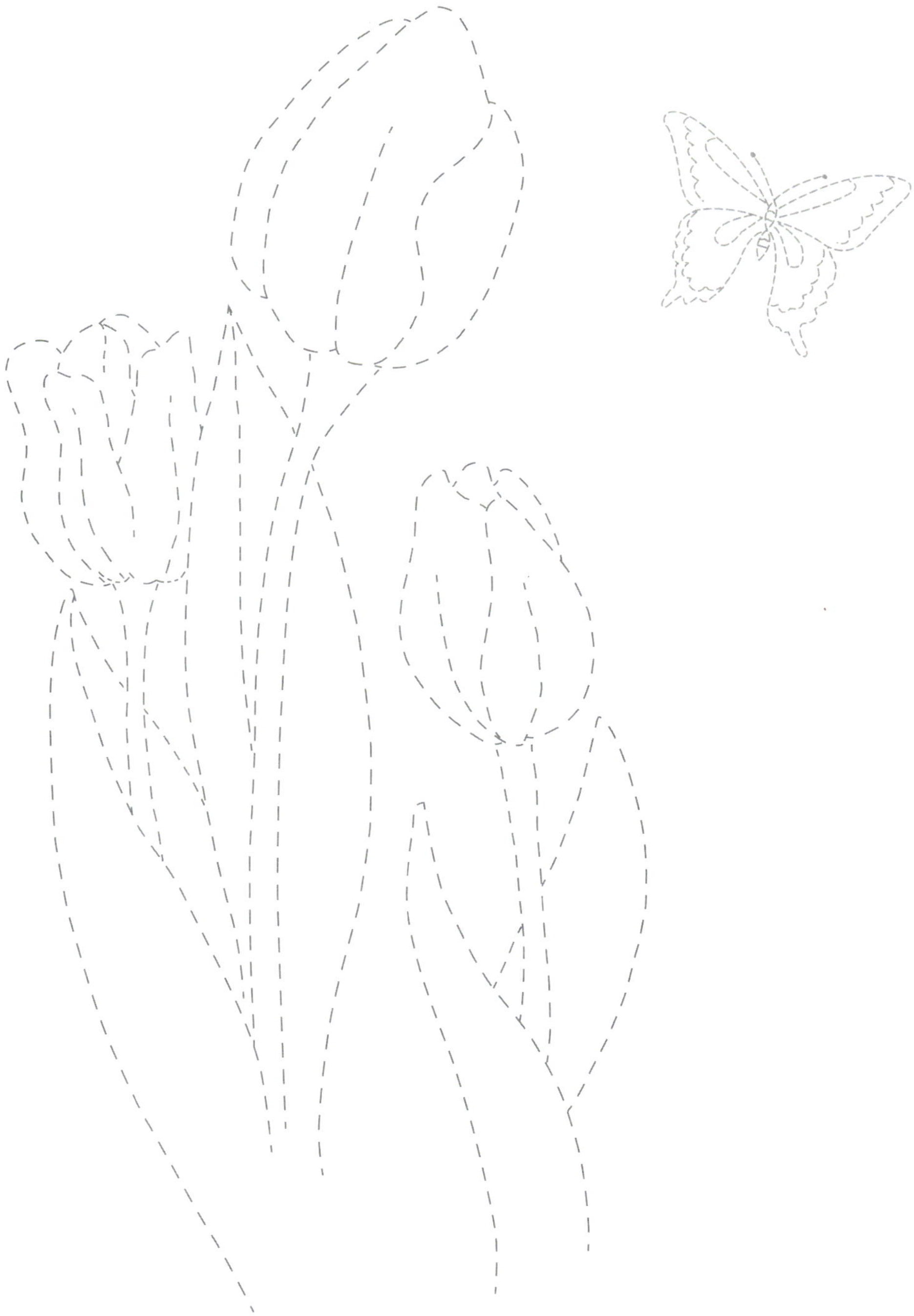

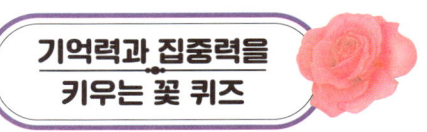

하늘하늘 바람에 흔들리는 코스모스를 찾아가 보세요.

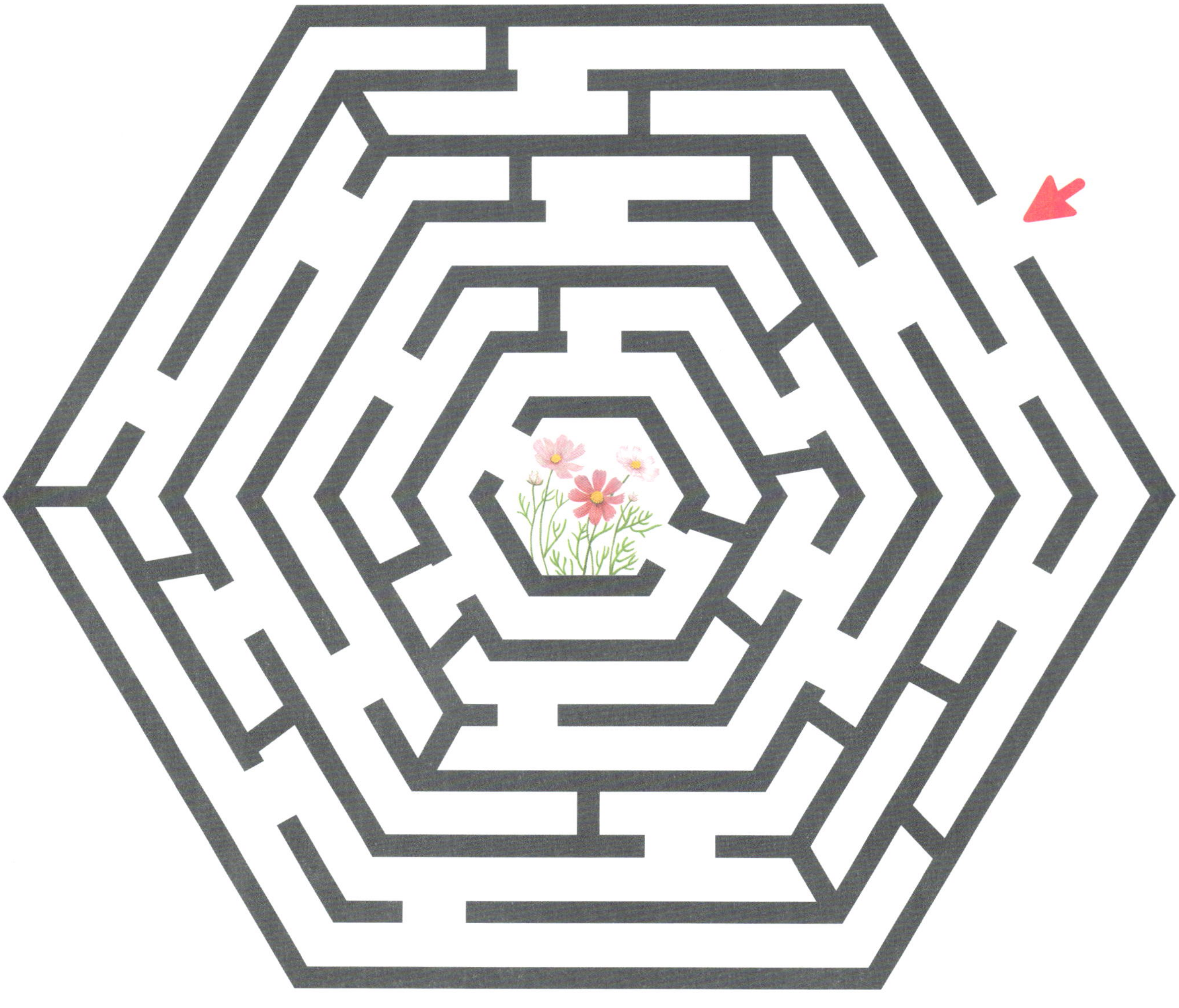

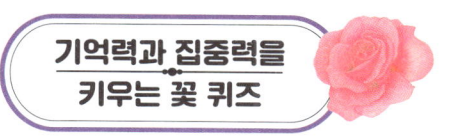

기억력과 집중력을 키우는 꽃 퀴즈

두 개의 그림은 같아 보이지만, 다른 부분이 5군데 있어요. 찾아보세요.

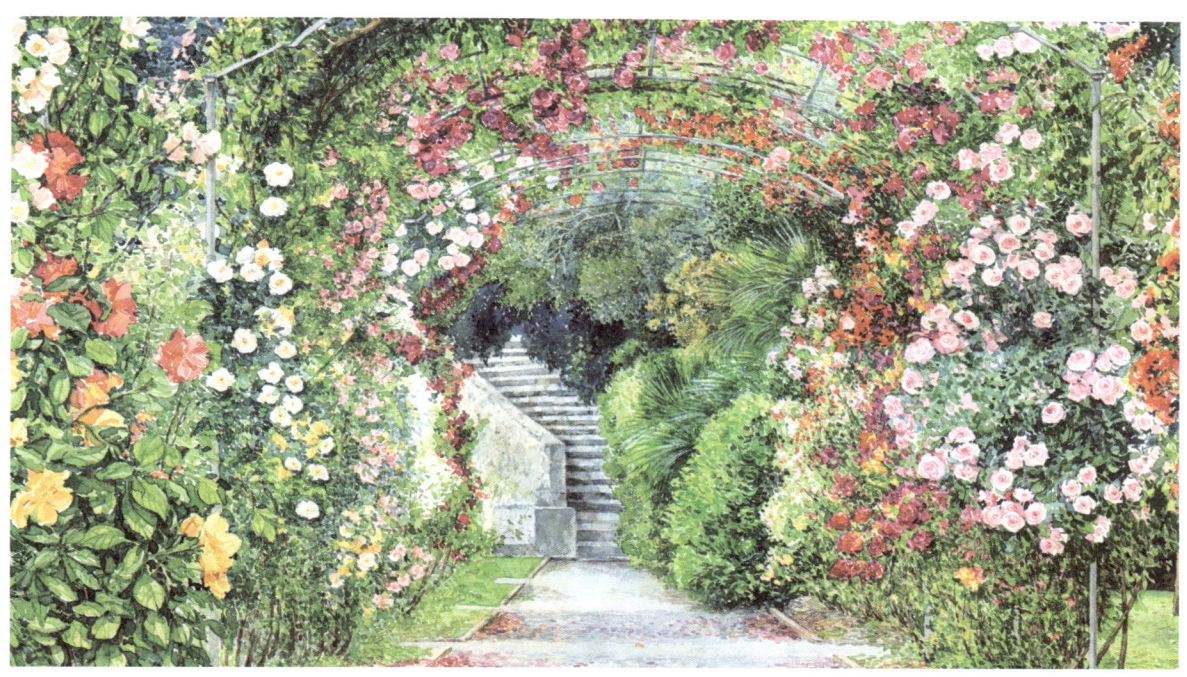

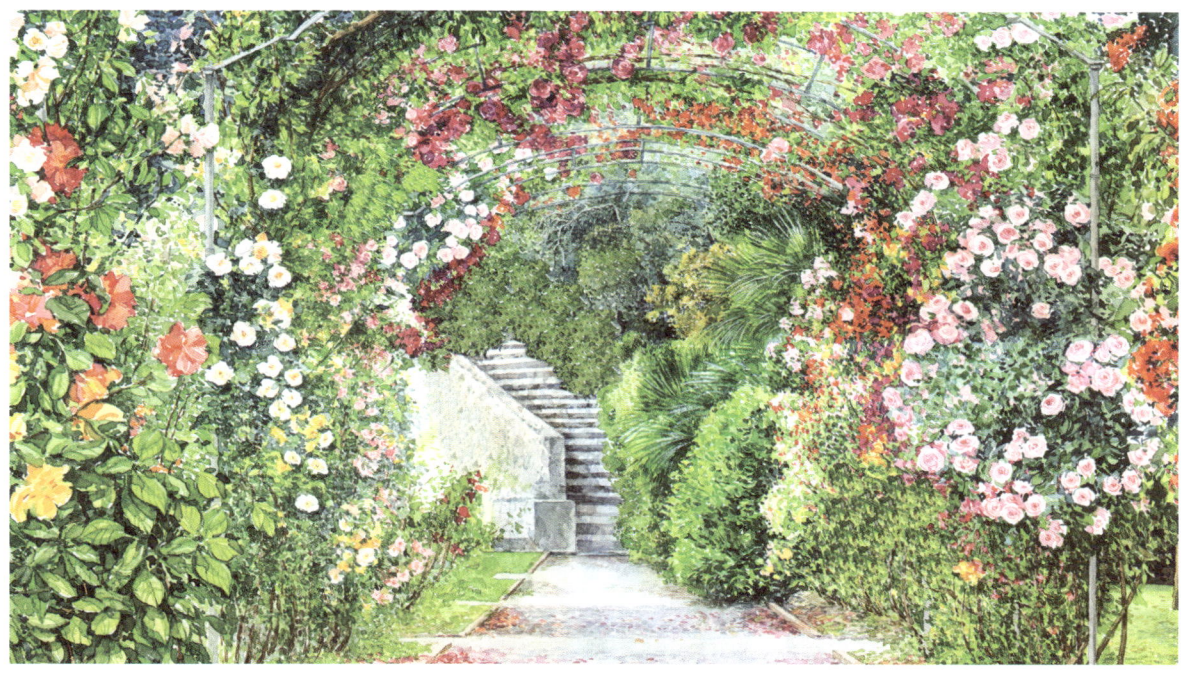

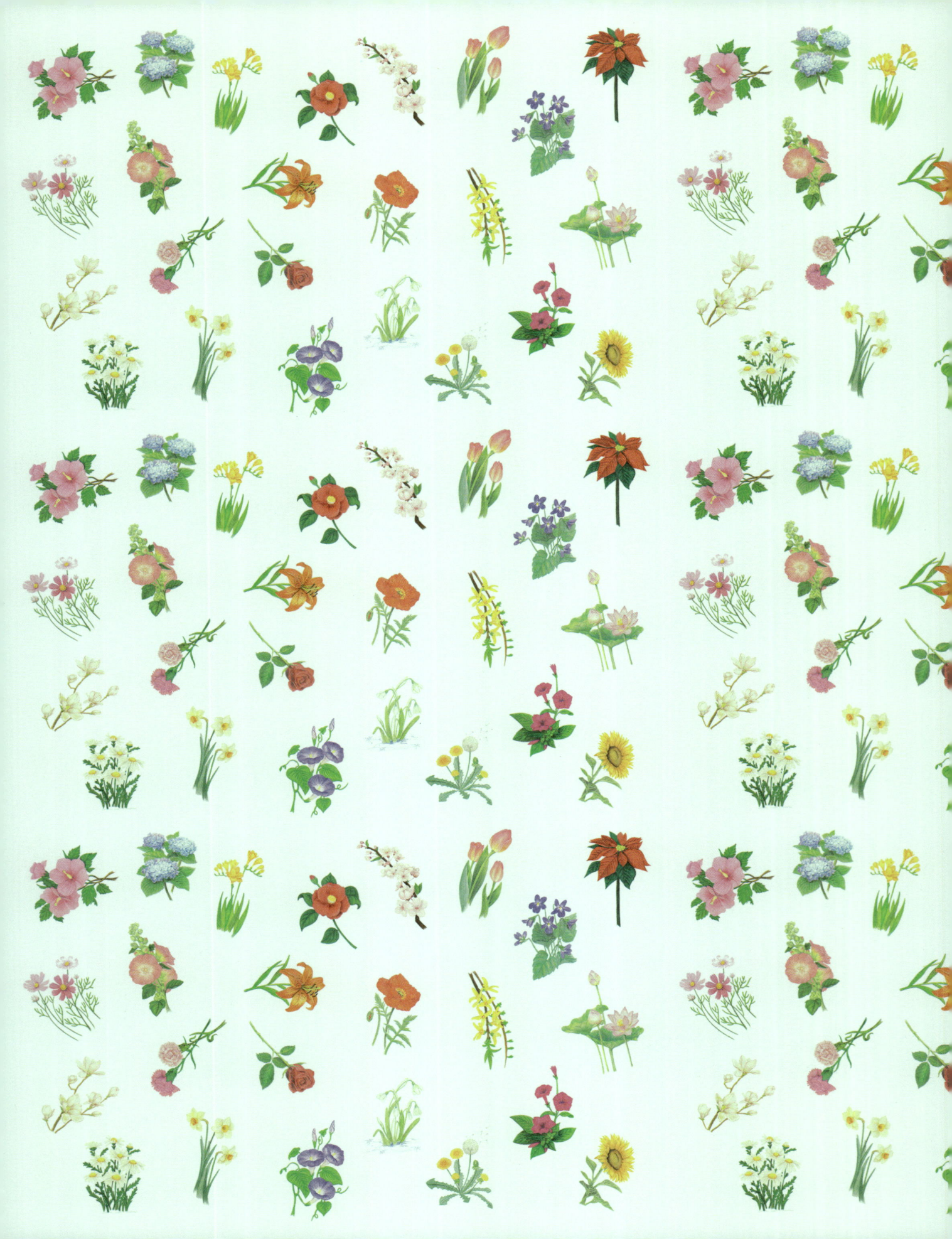

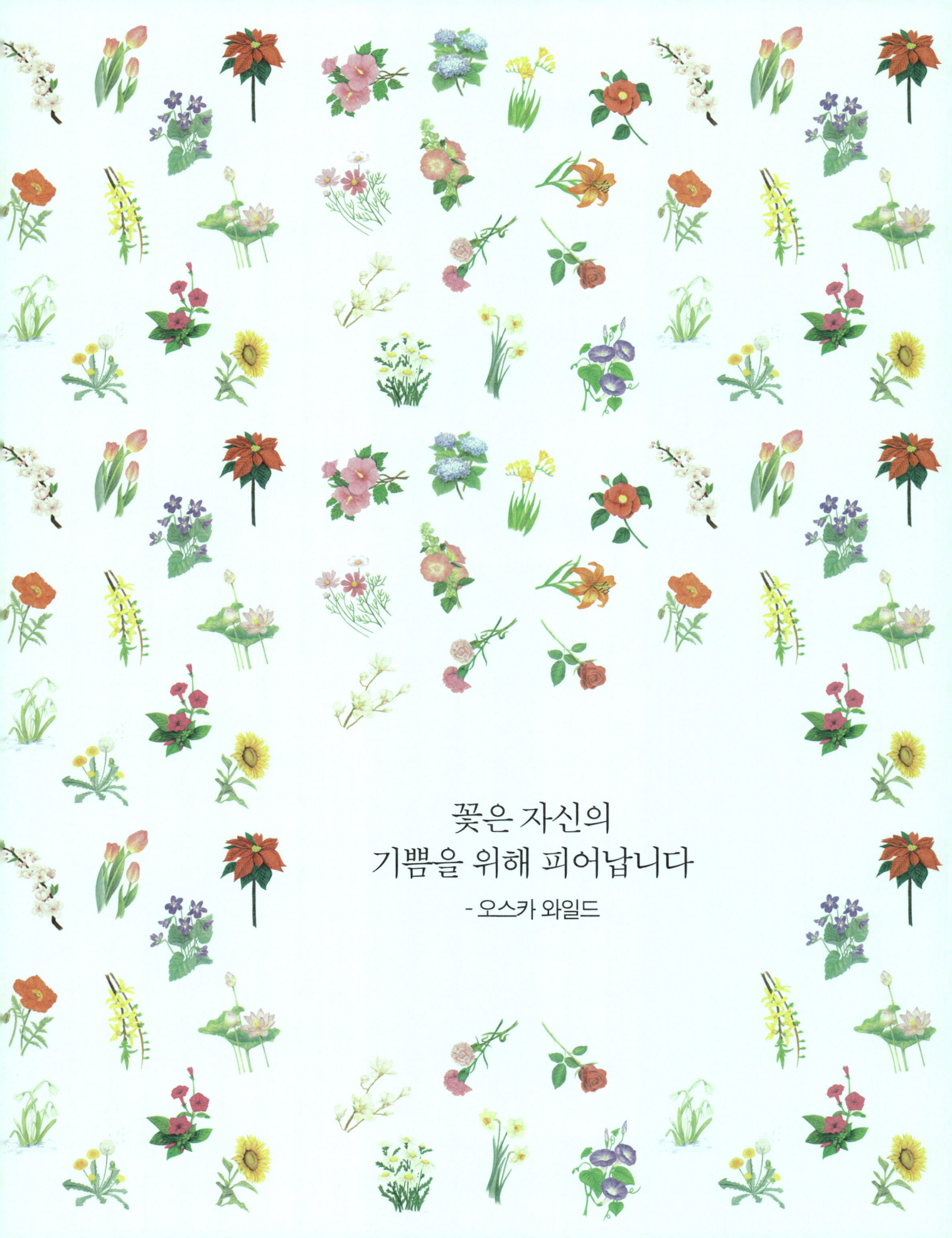

꽃은 자신의
기쁨을 위해 피어납니다

- 오스카 와일드

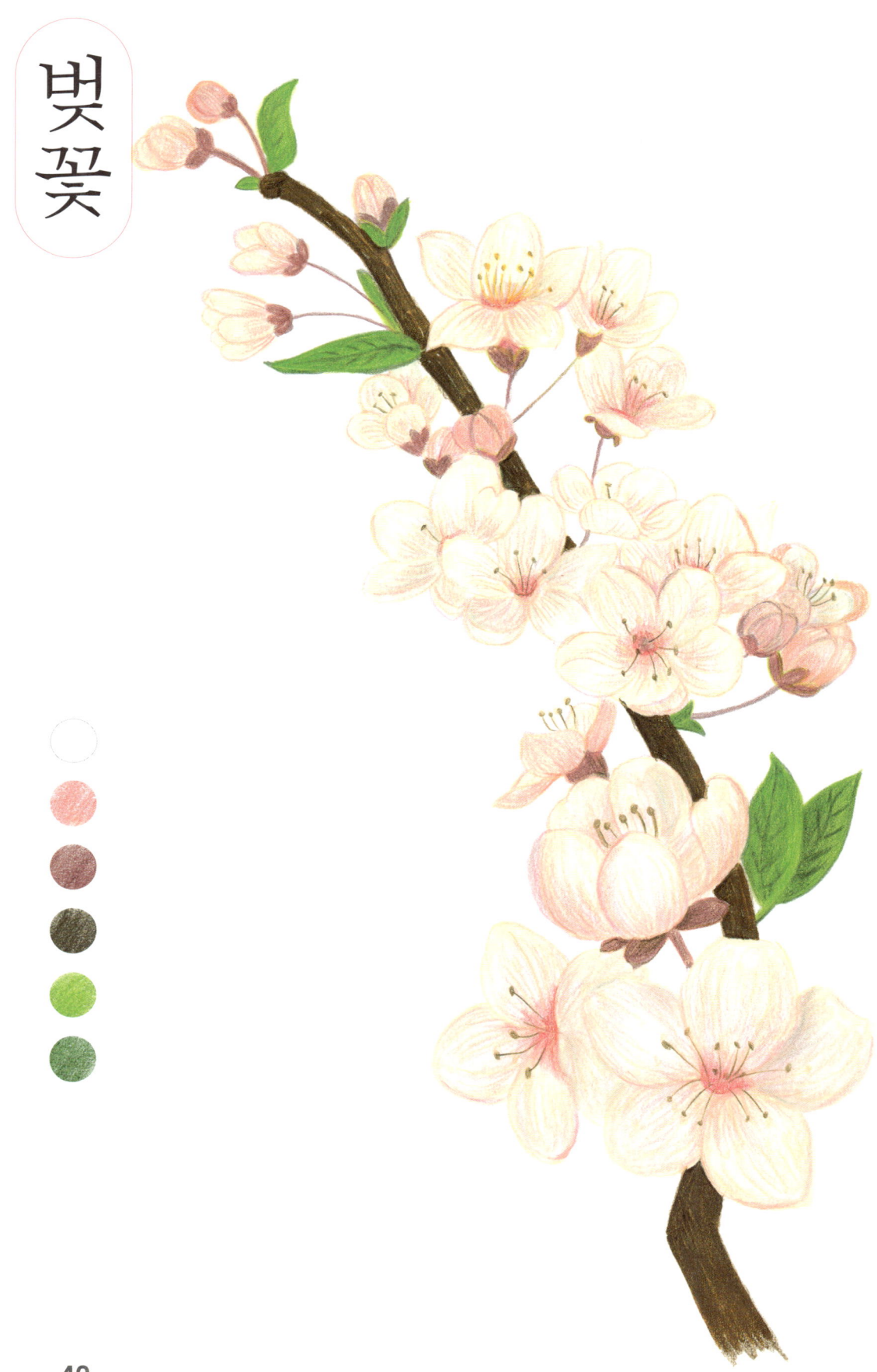

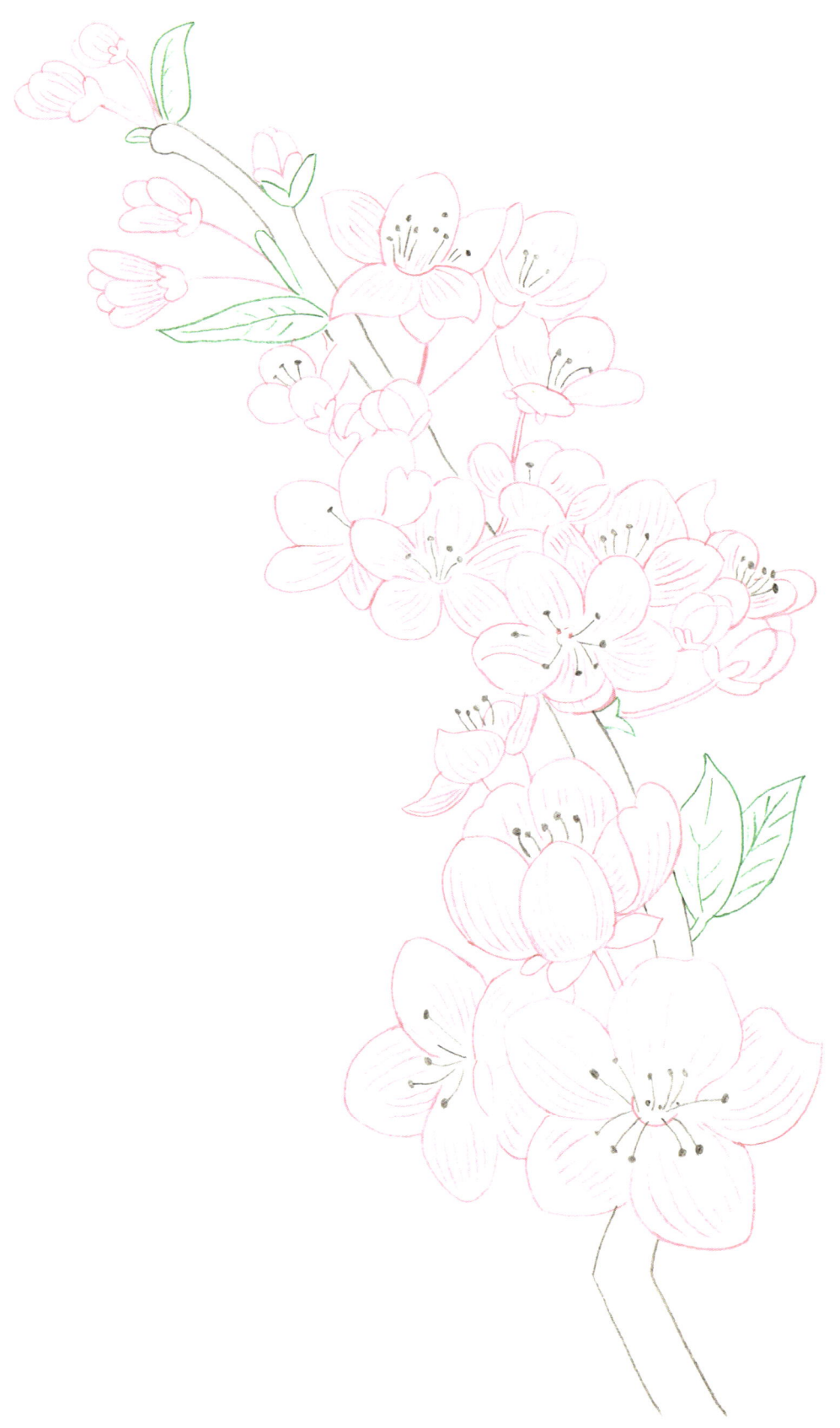

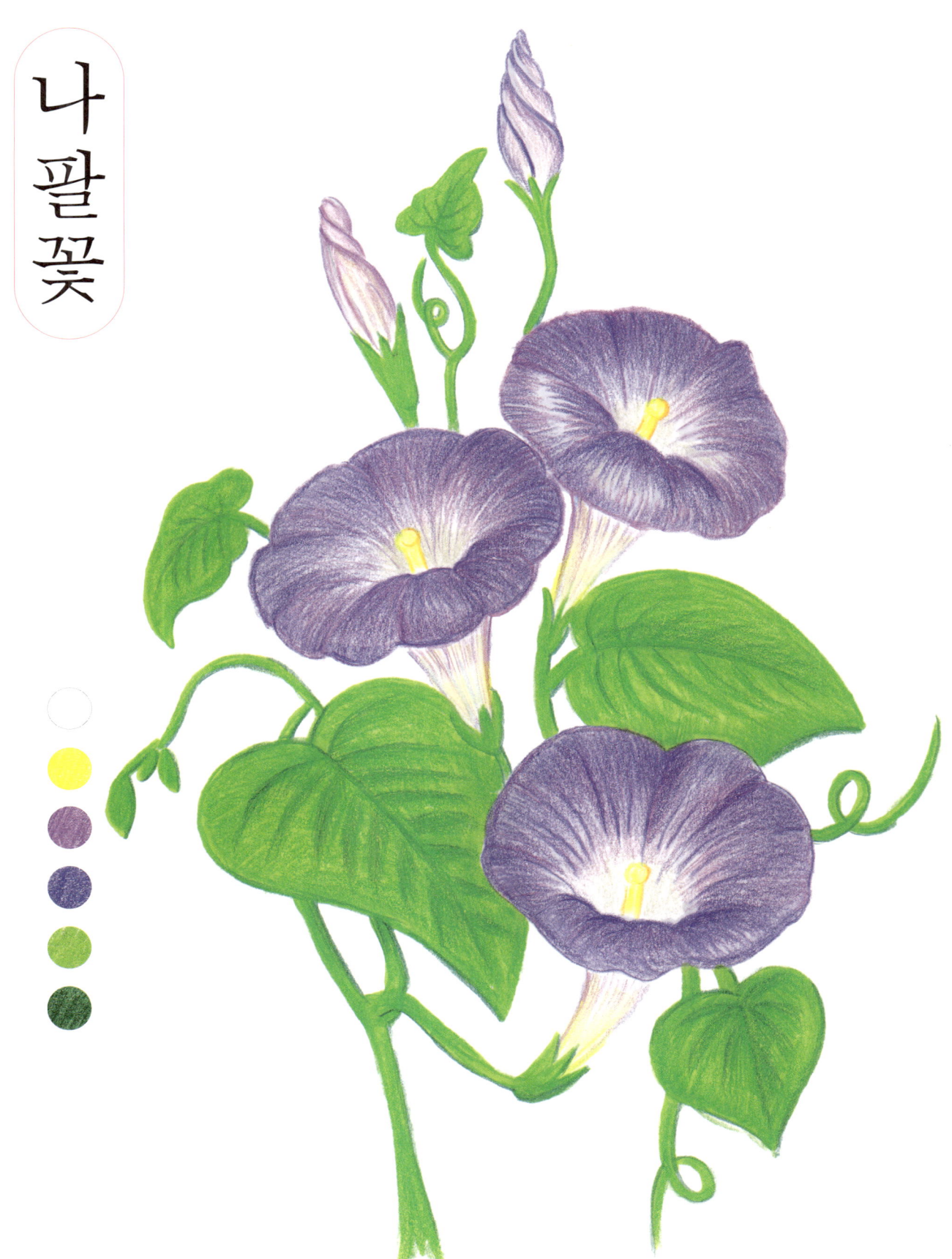

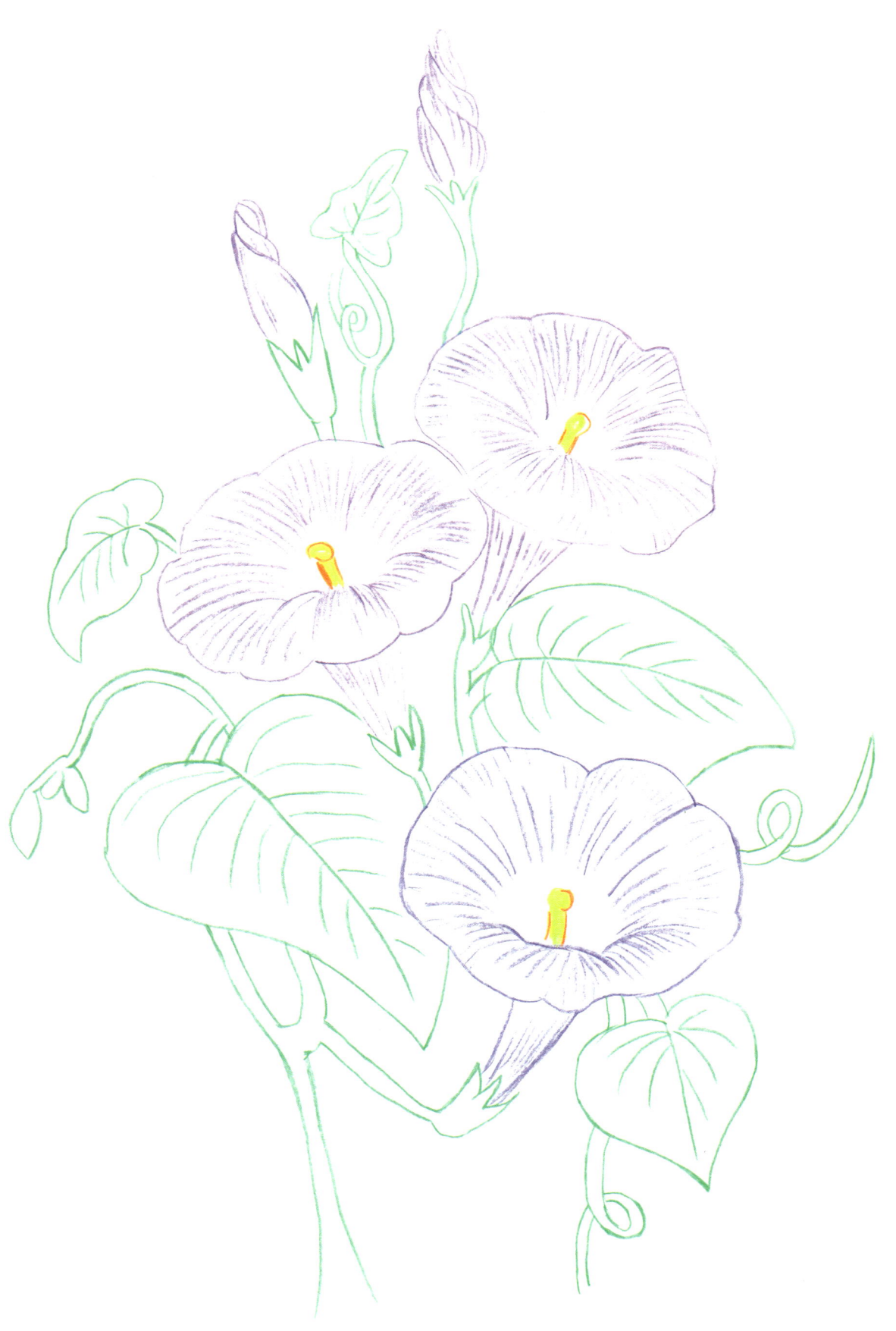

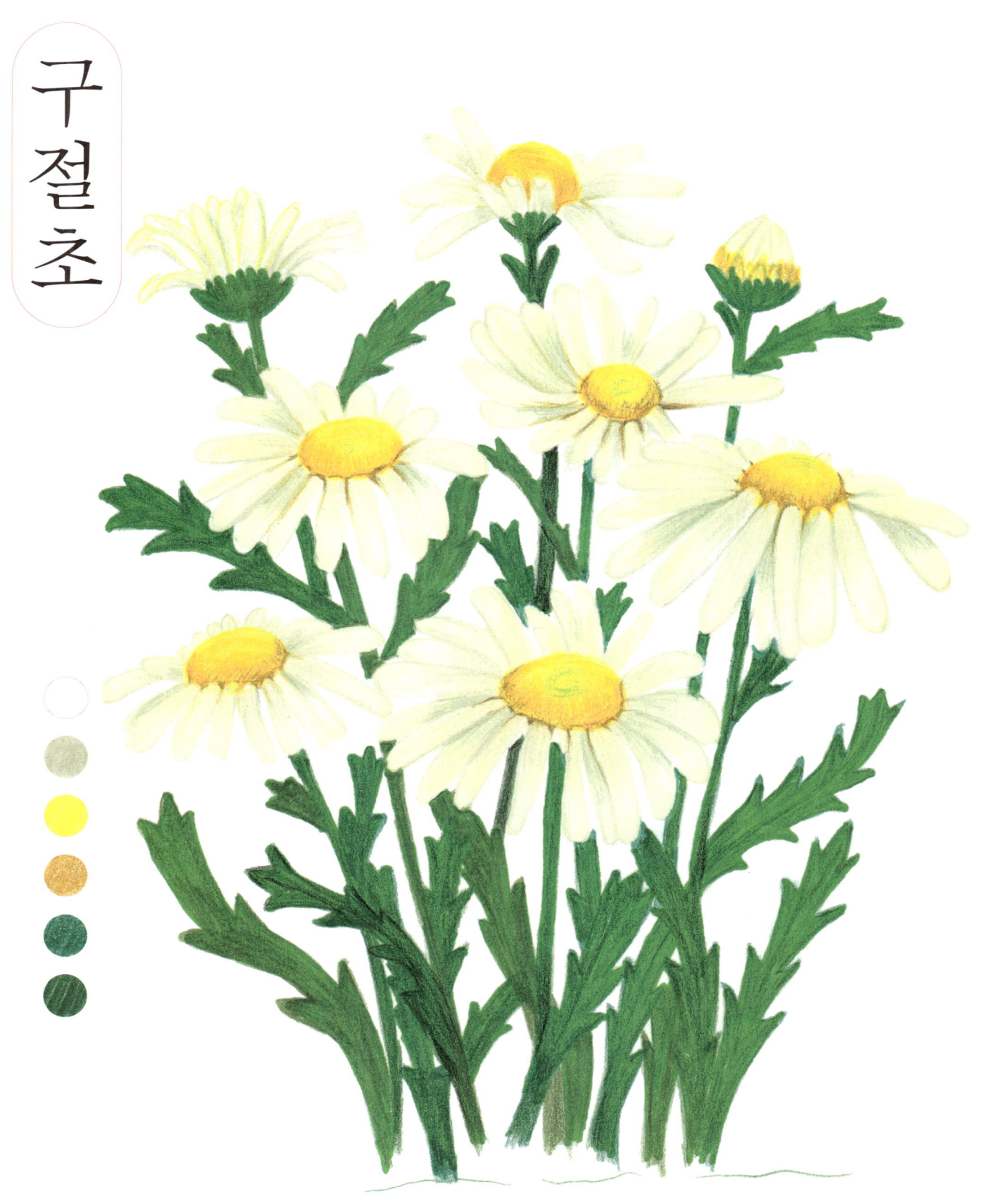

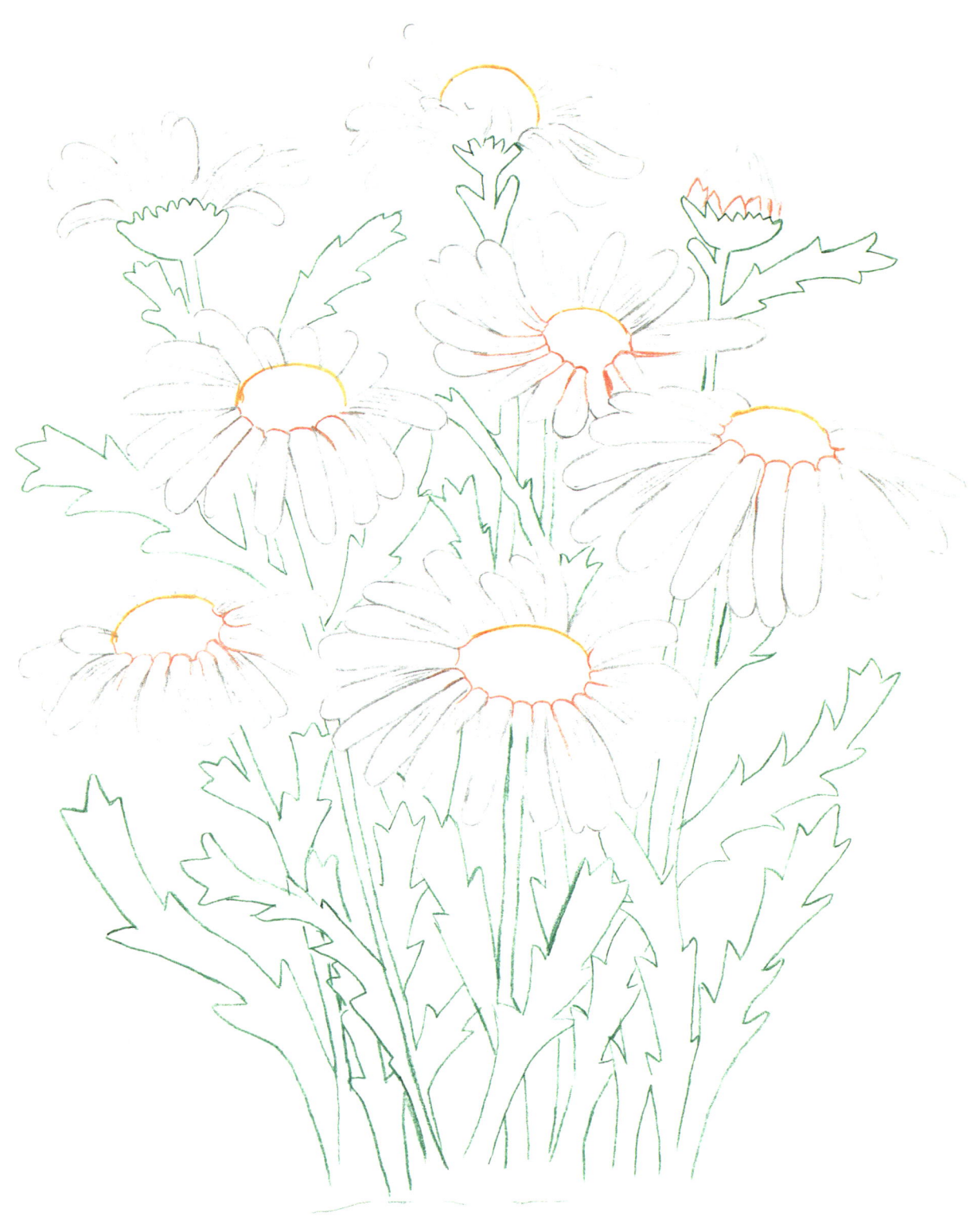

접시꽃

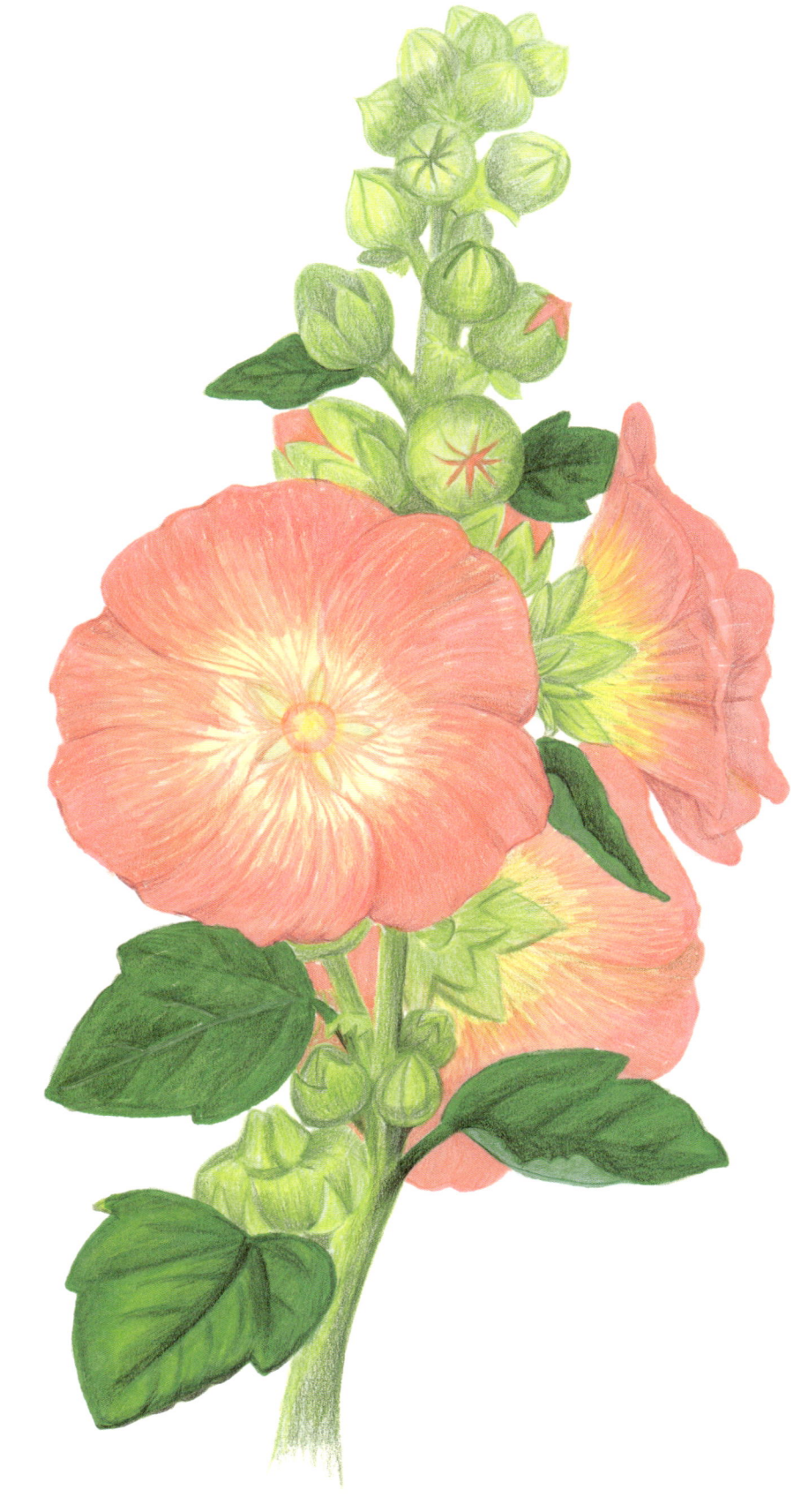

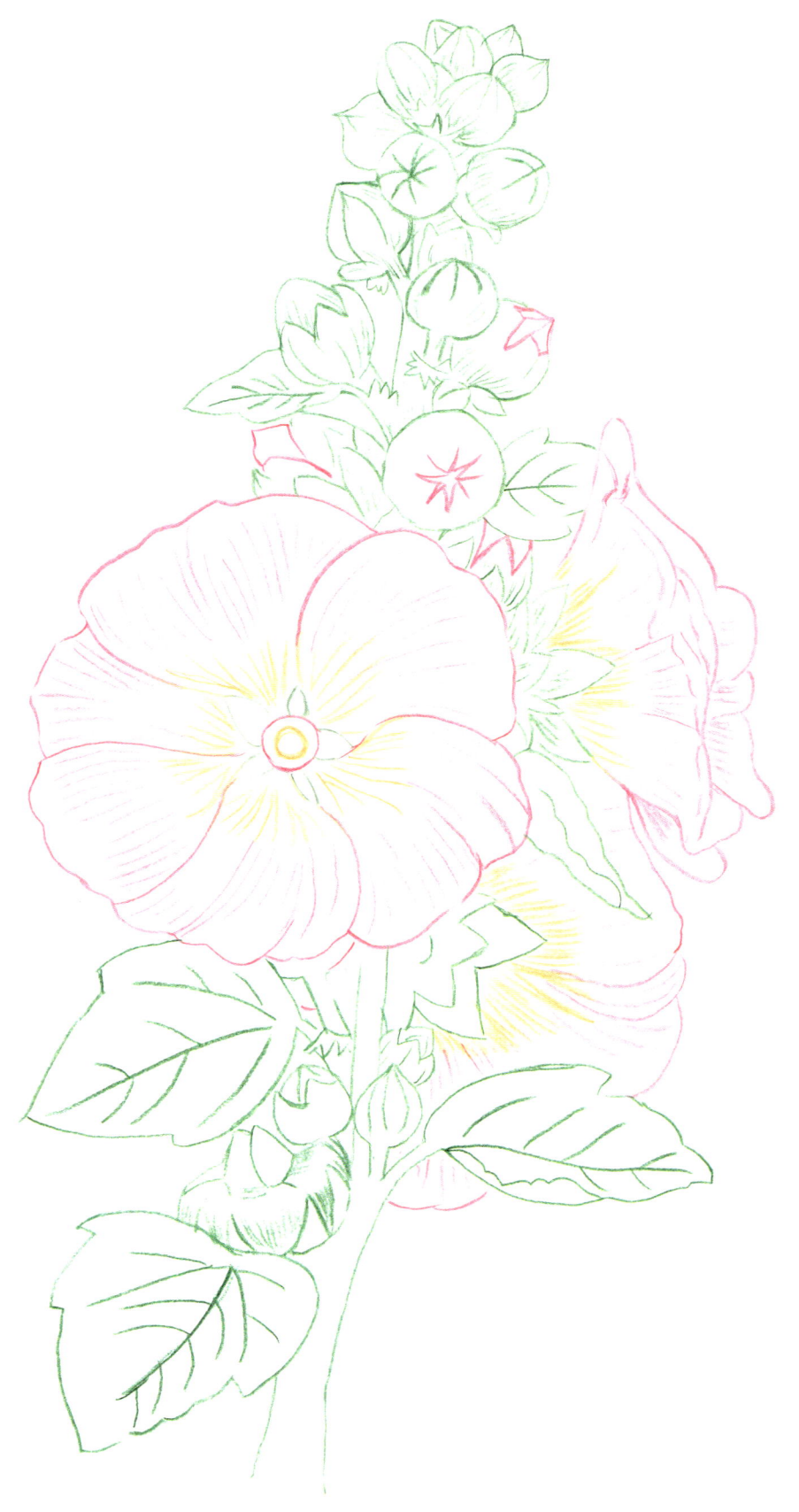

47

장미

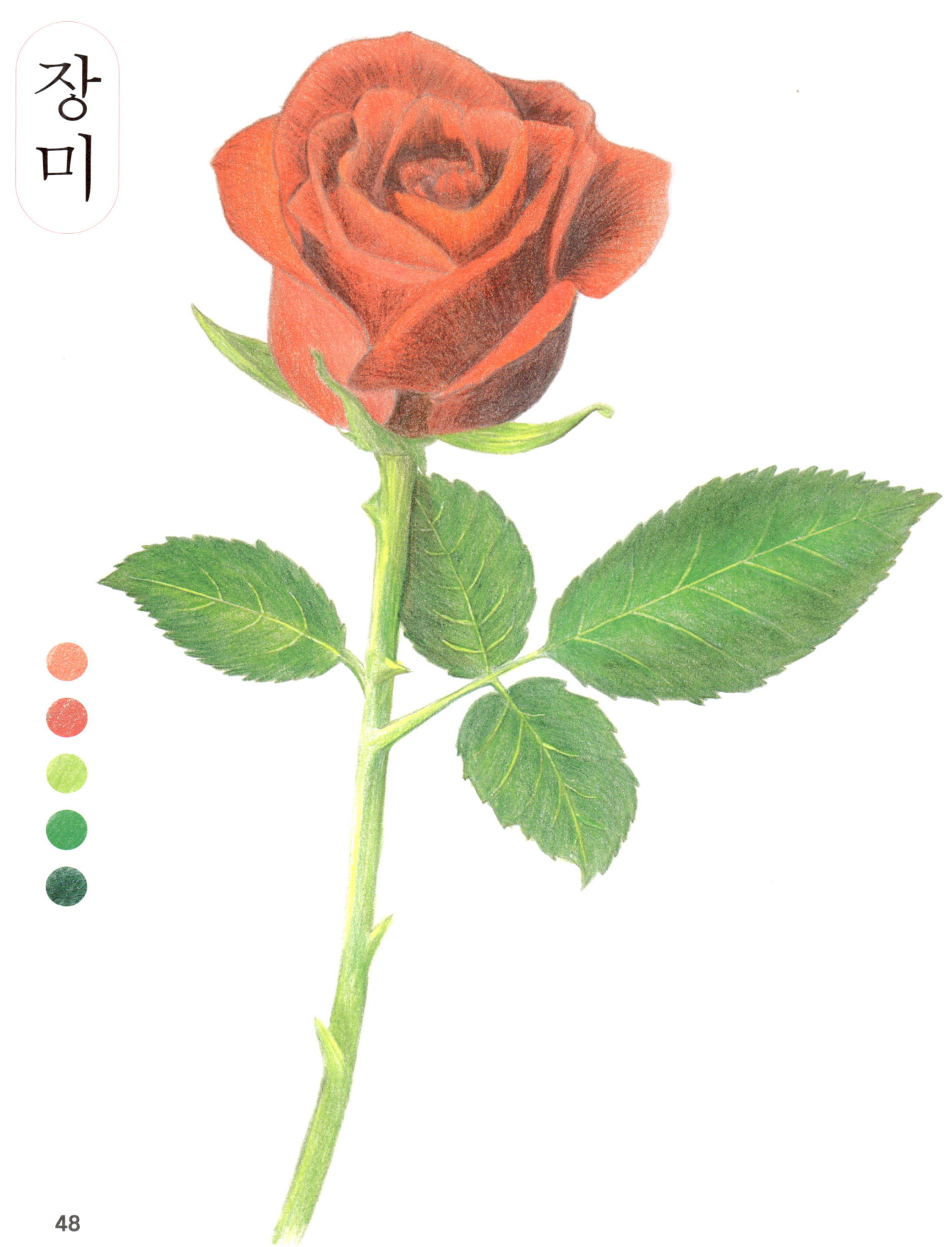

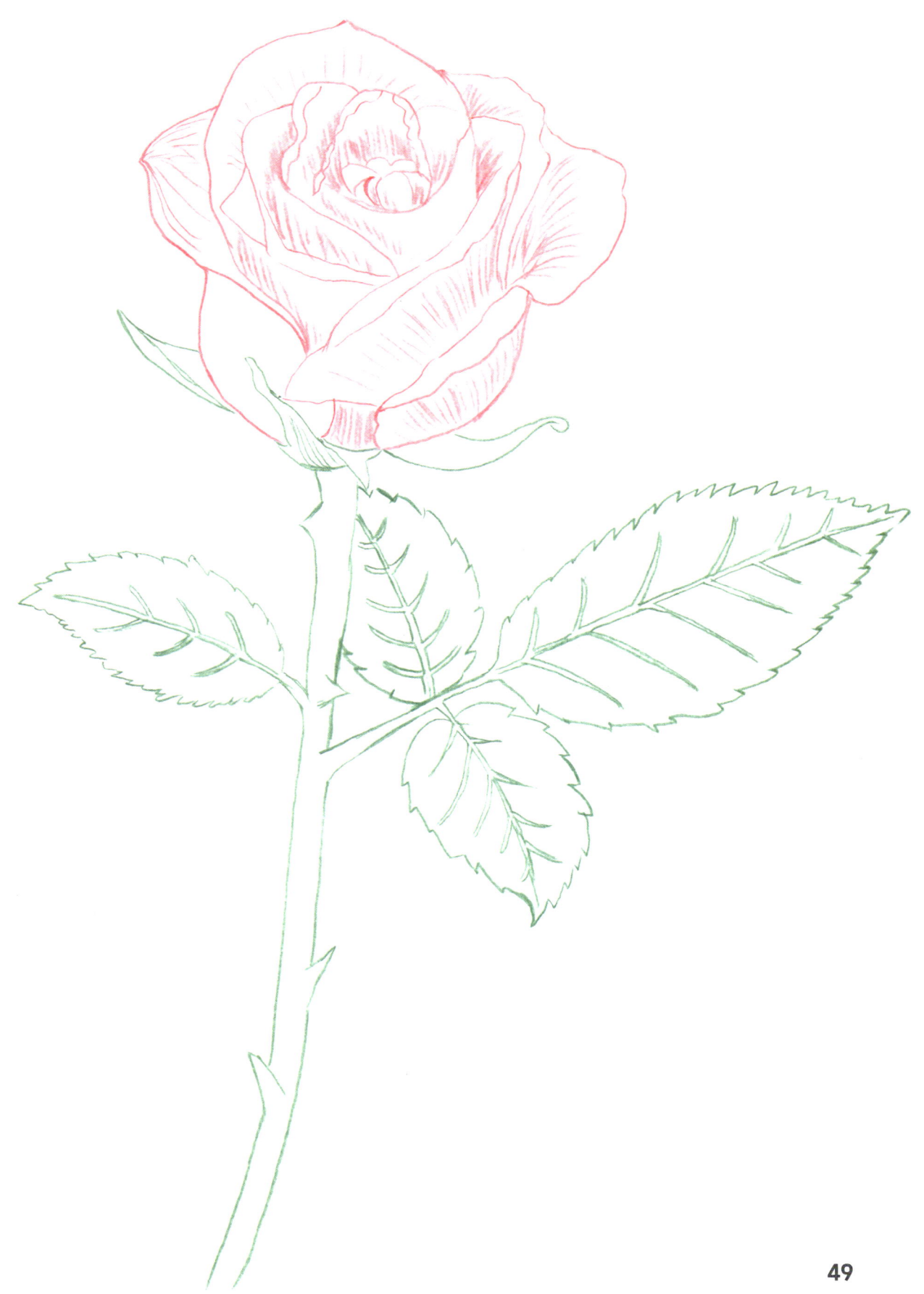

민들레

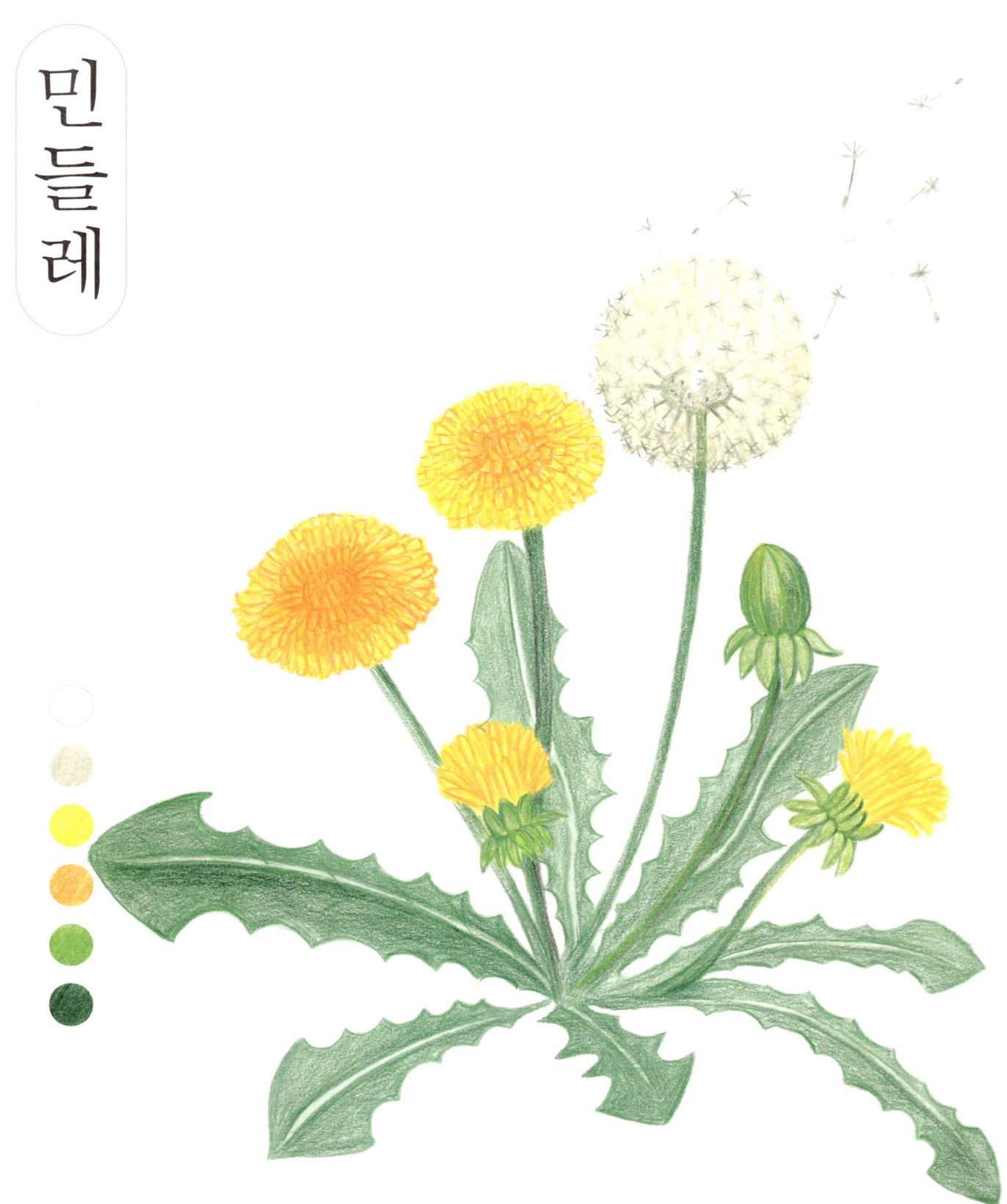

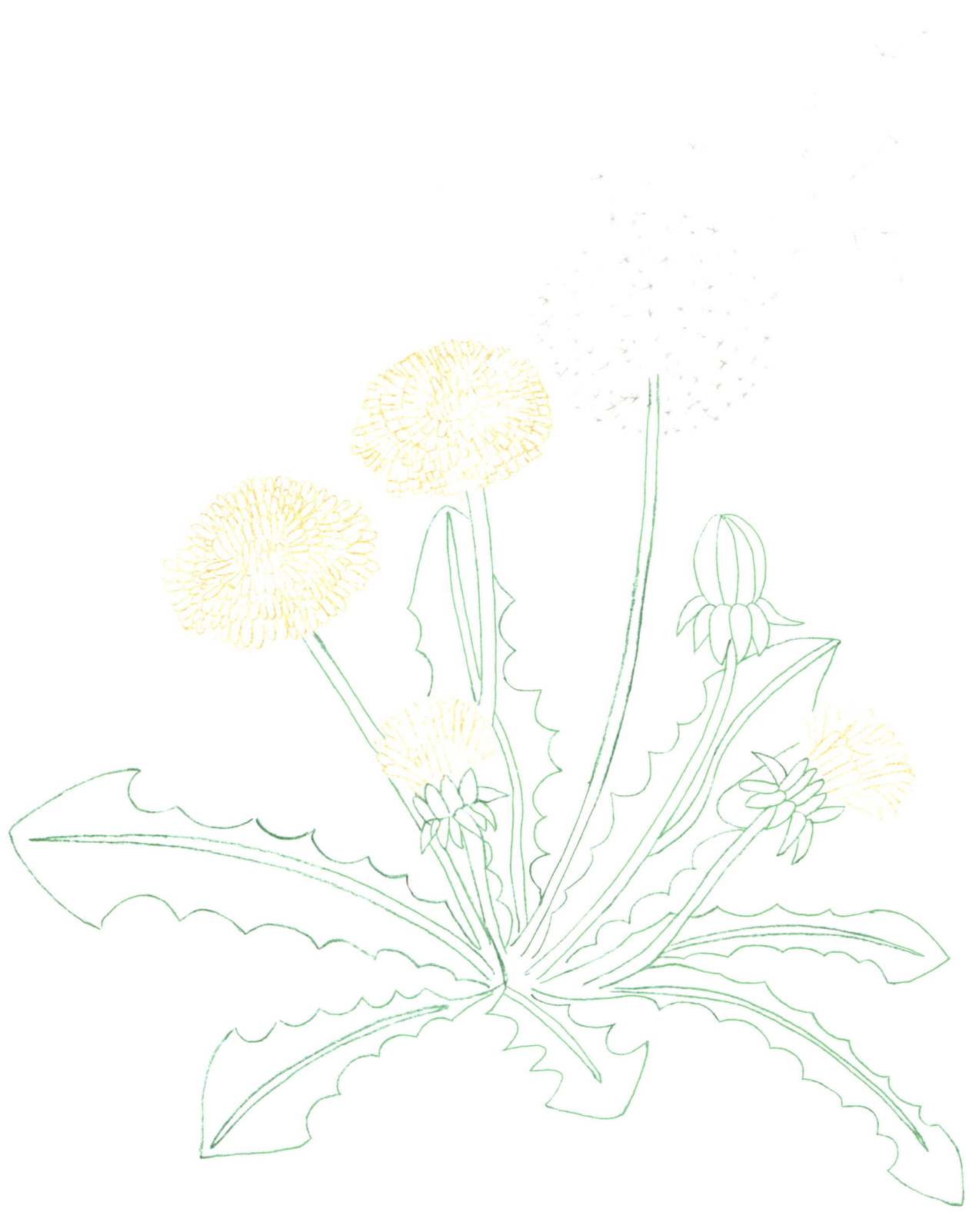

분꽃

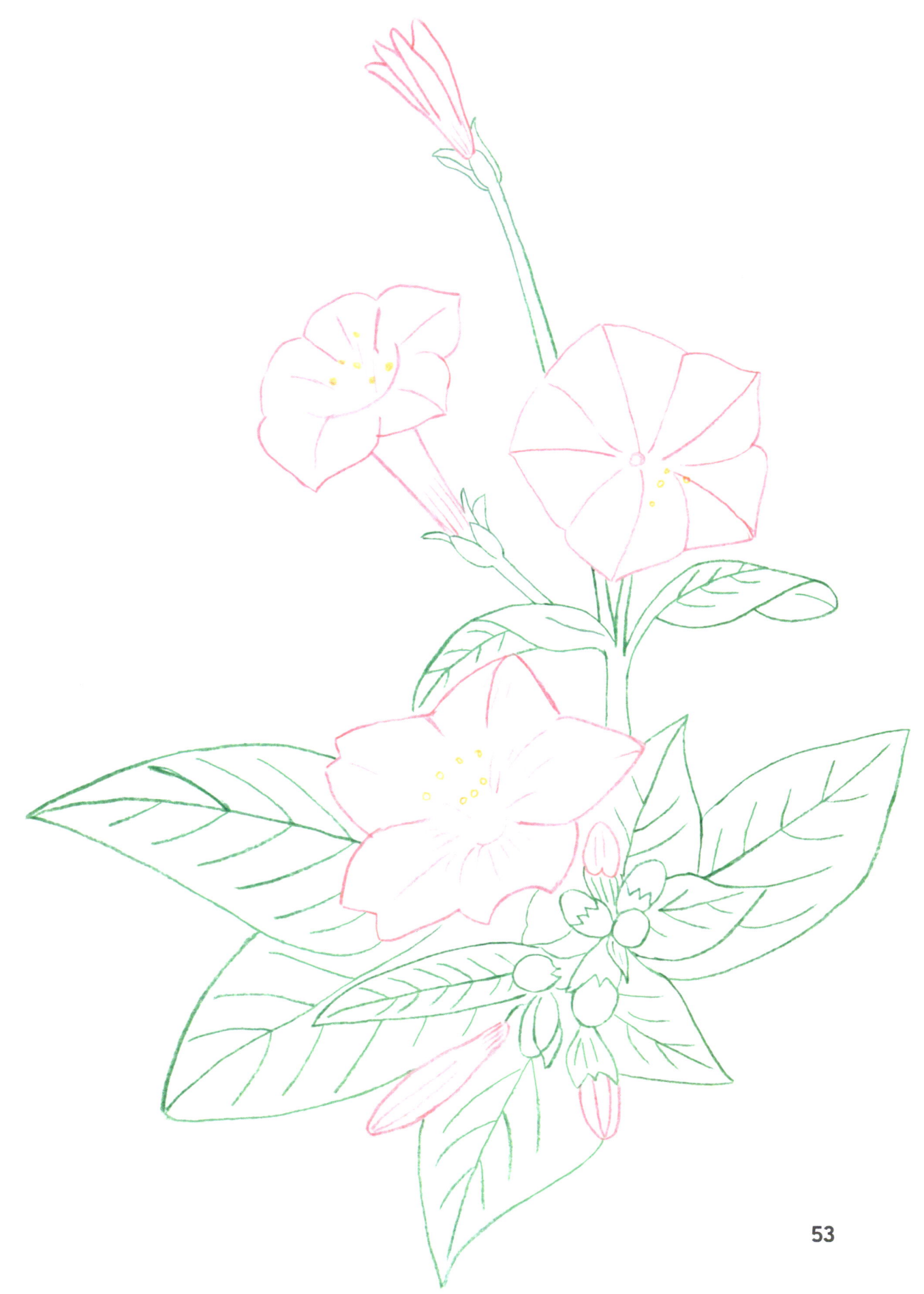

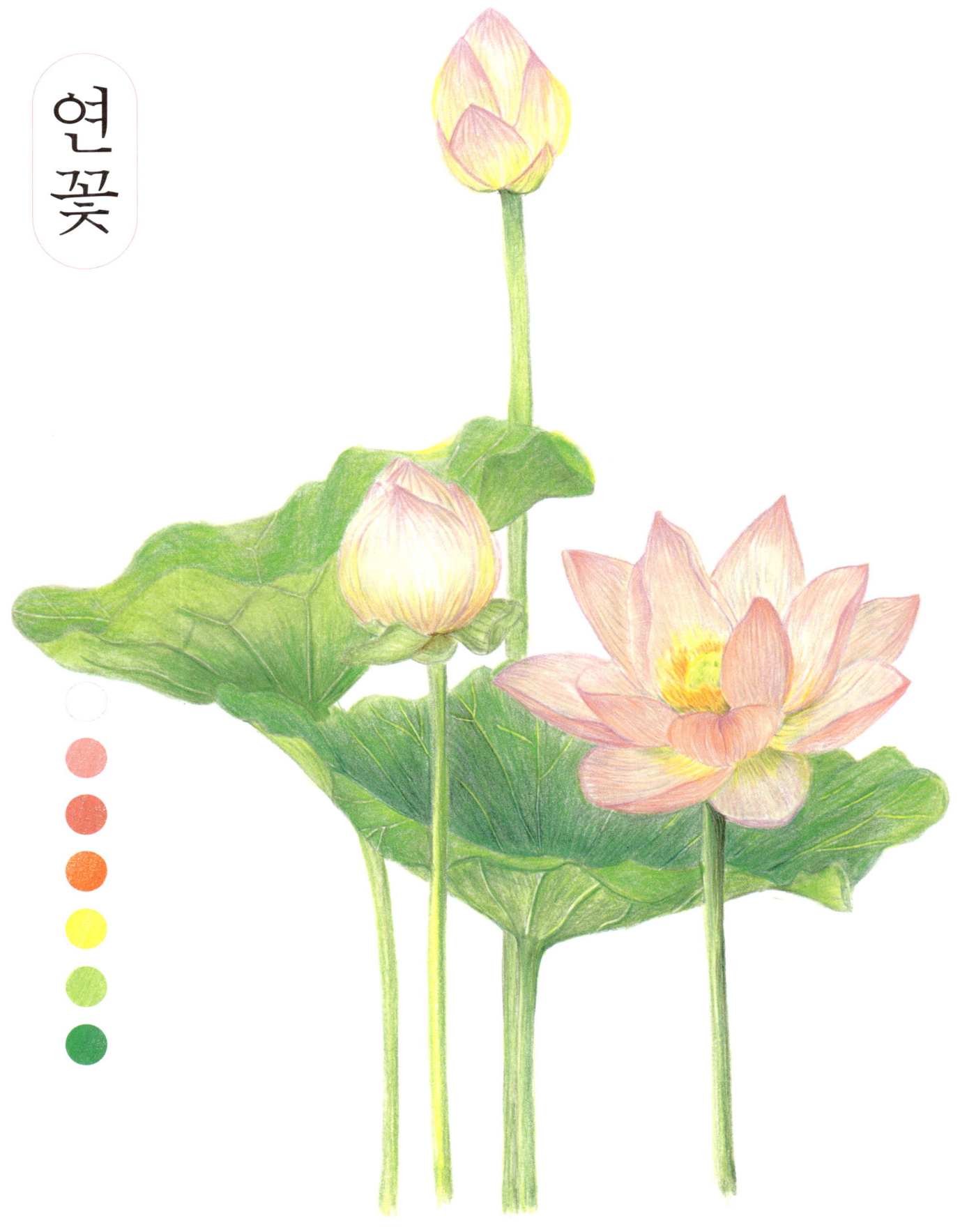

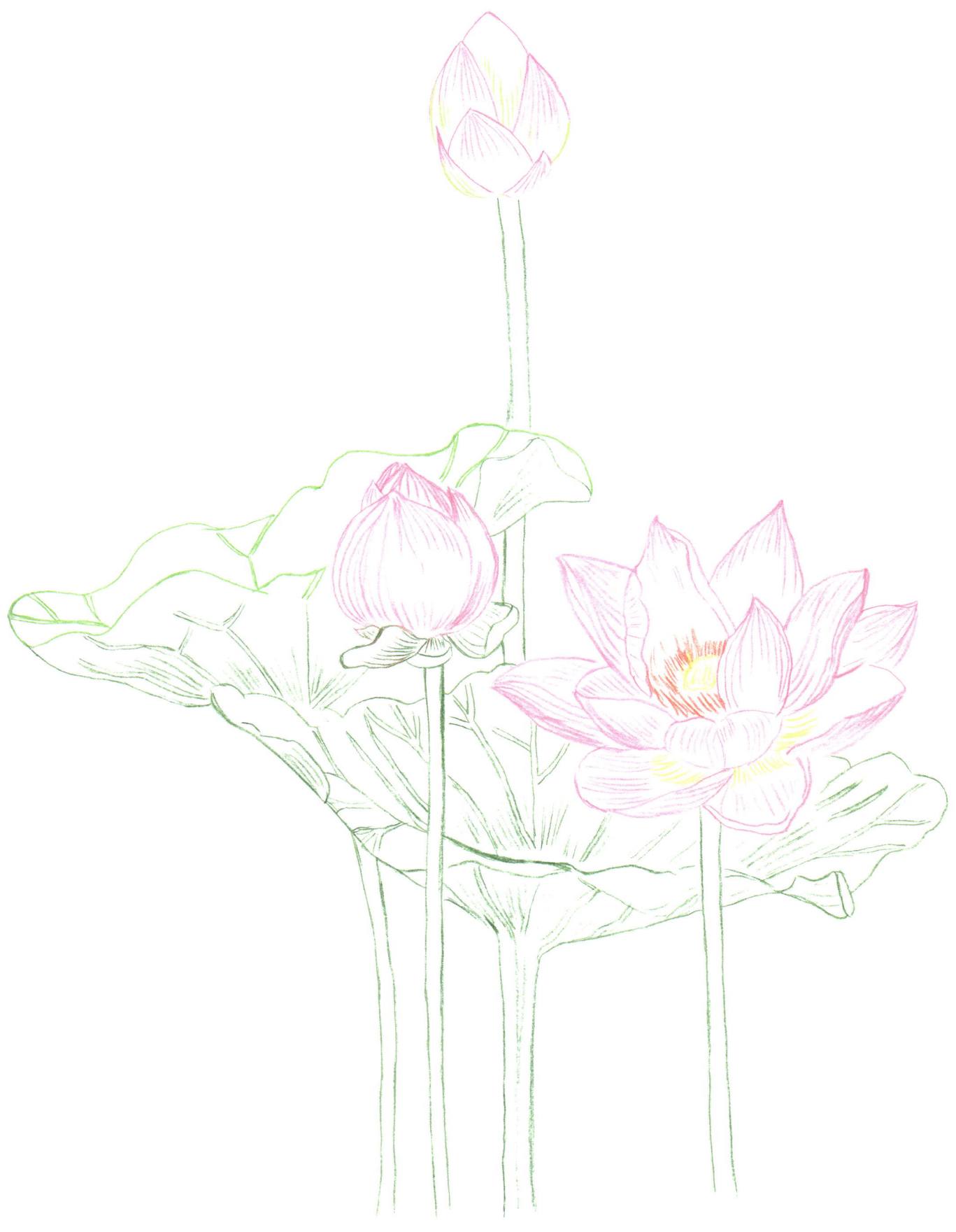

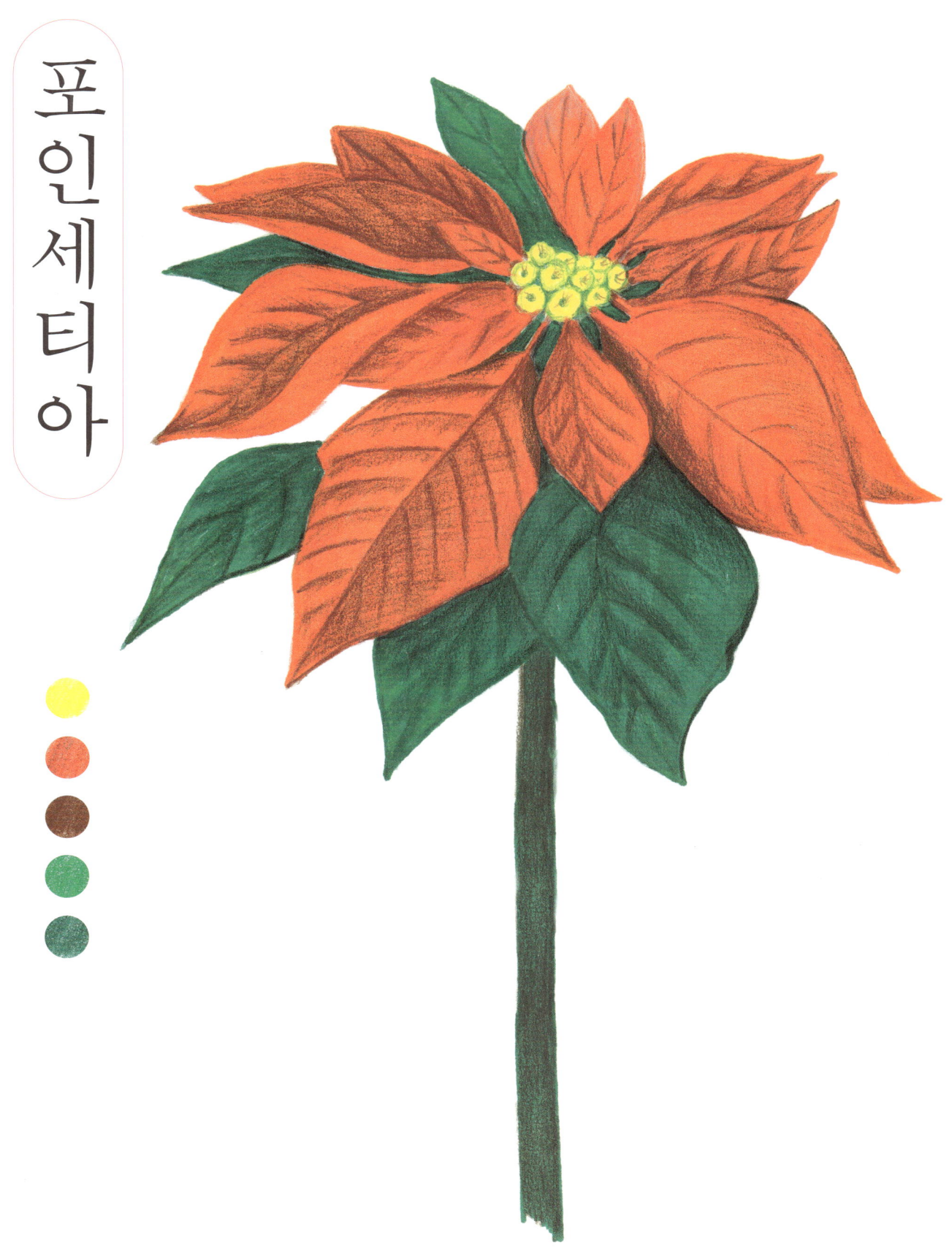

포인세티아

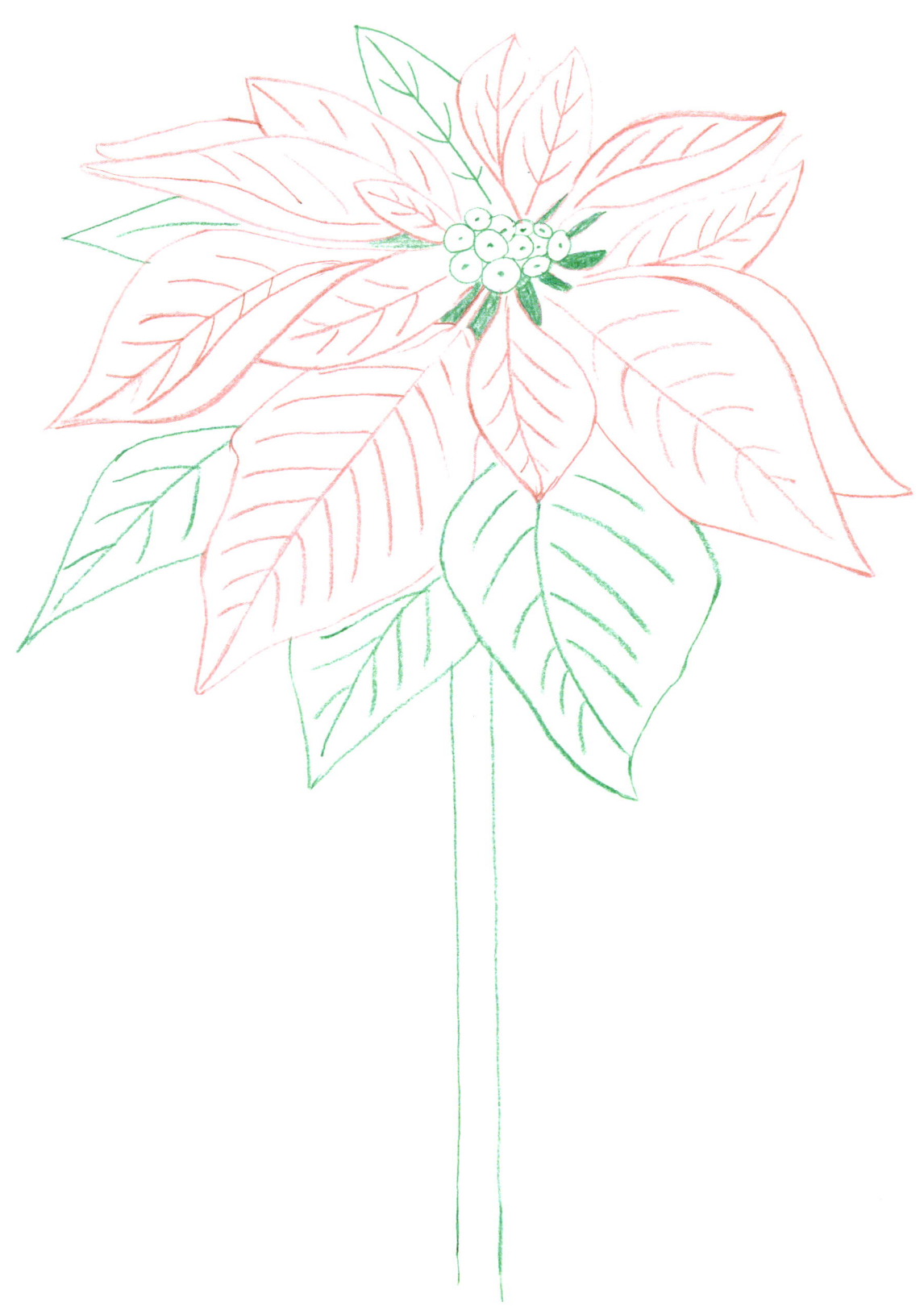

기억력과 집중력을 키우는 꽃 퀴즈

꽃 이름을 아래에 적어보세요.

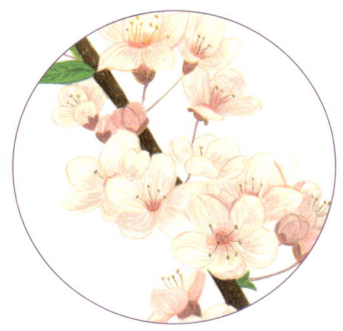
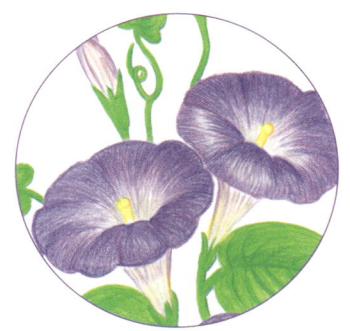
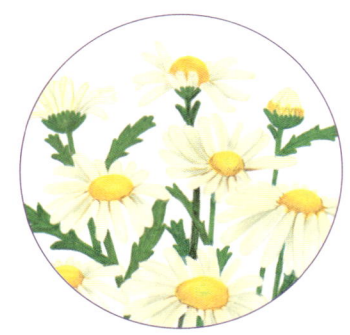

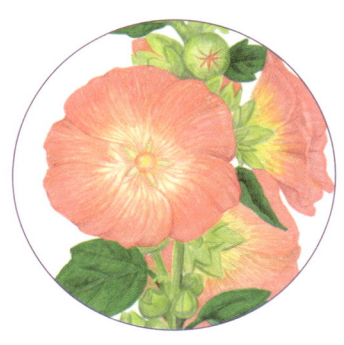
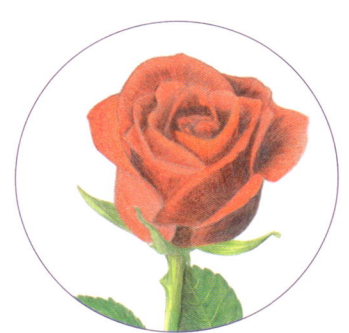
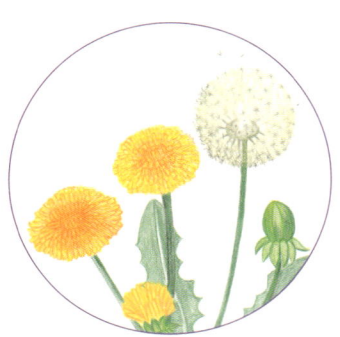

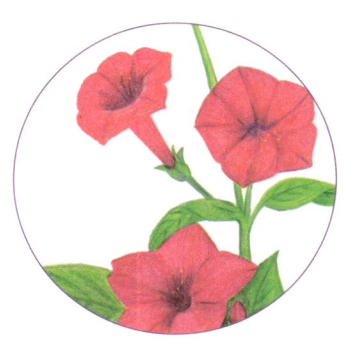
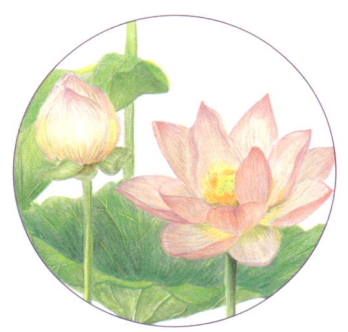
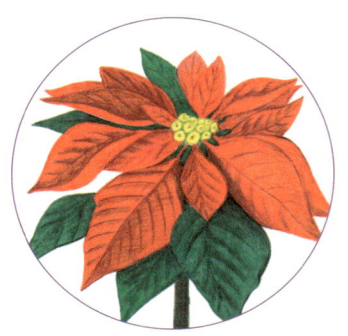

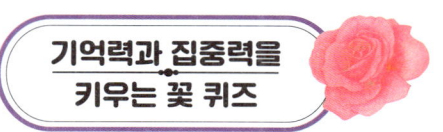

기억력과 집중력을 키우는 꽃 퀴즈

장미와 화분을 점선을 따라 그려보고, 원하는 색으로 칠해보세요.

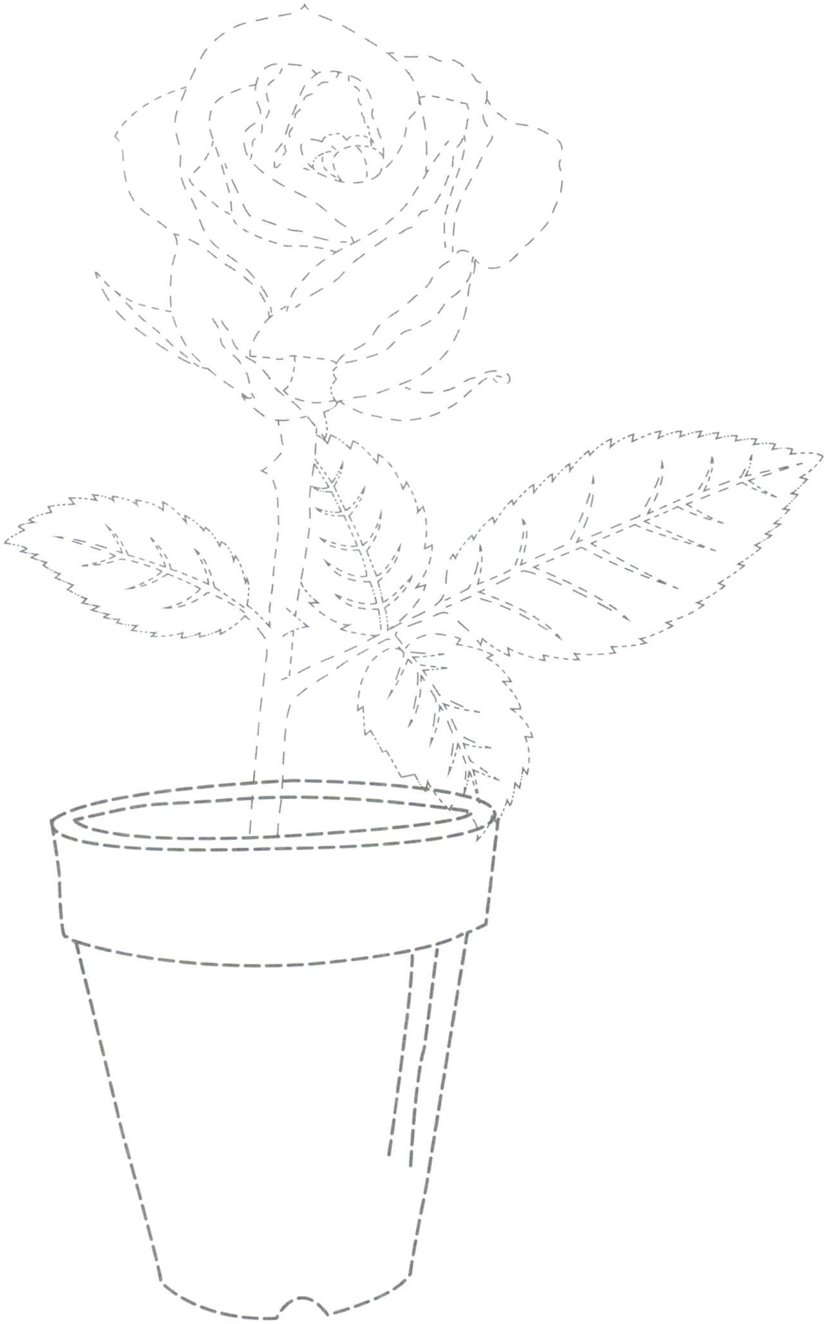

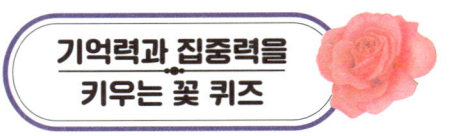

기억력과 집중력을 키우는 꽃 퀴즈

크리스마스 장식용으로 쓸 포인세티아 꽃을 찾아가 보세요.

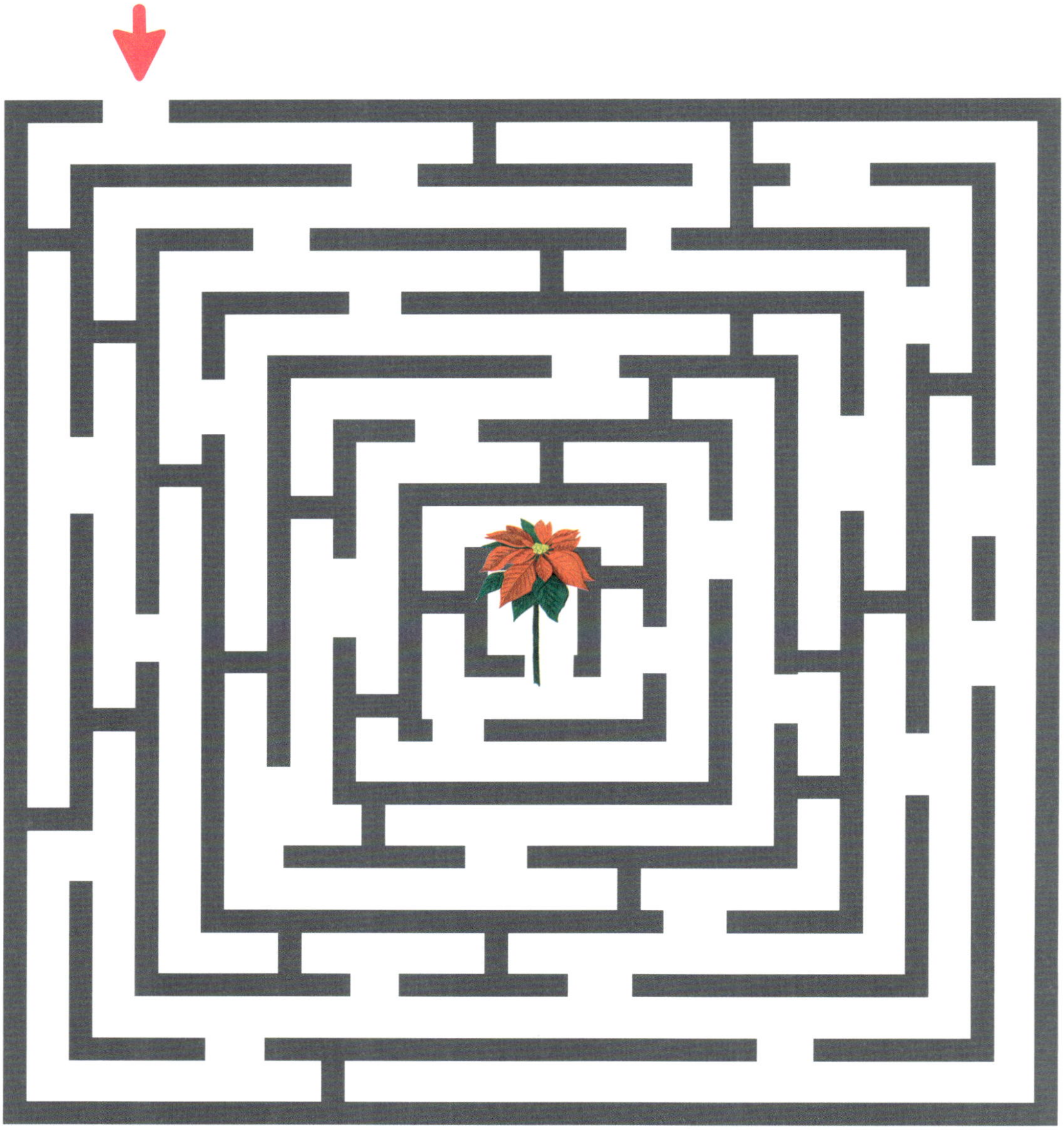

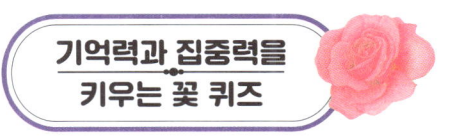

기억력과 집중력을 키우는 꽃 퀴즈

정원을 가꿀 때 필요한 도구들이 아래의 그림 속에 숨어 있어요.
장화, 꽃삽, 가위, 장갑, 곡괭이, 수레를 찾아보세요.

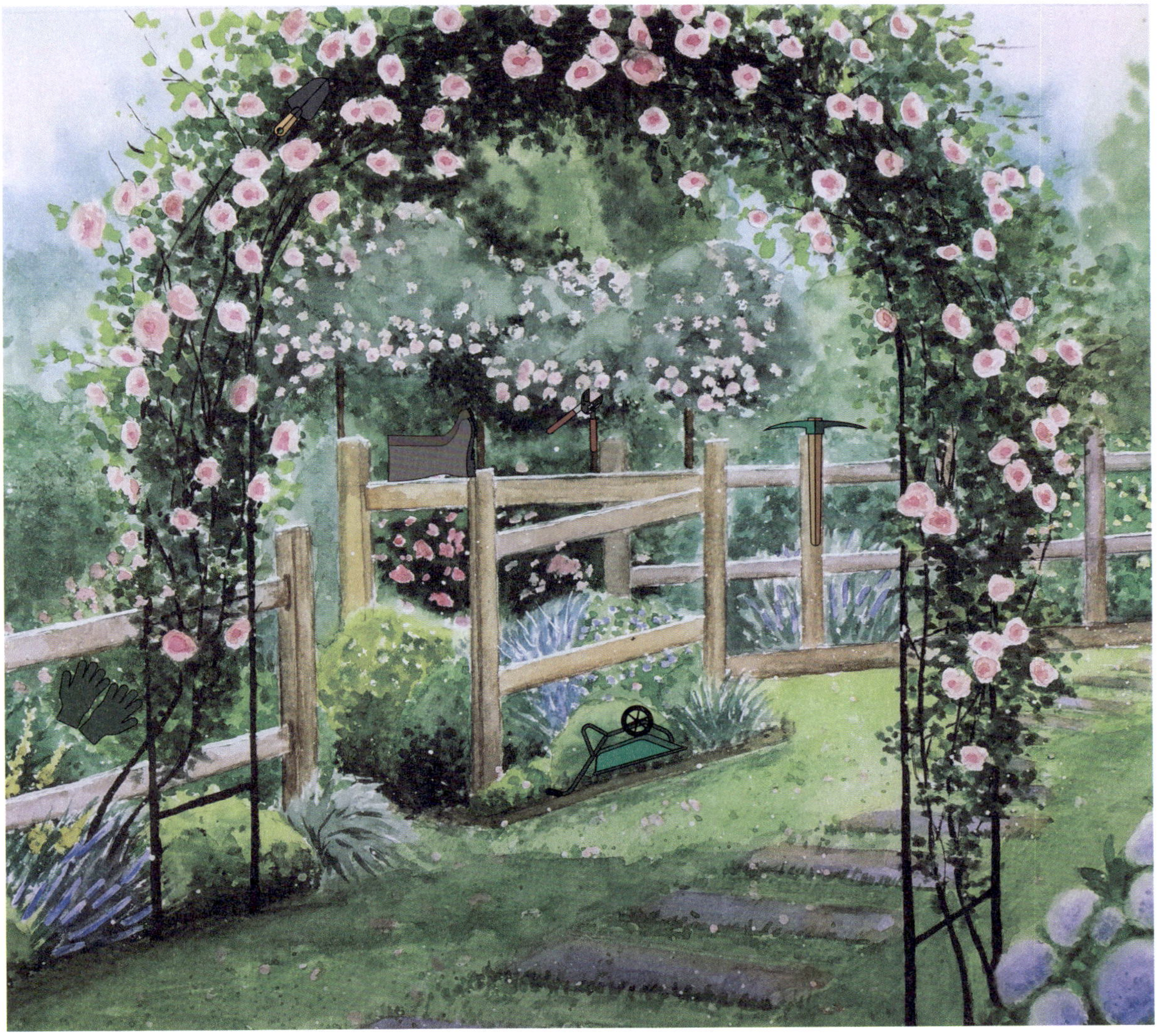

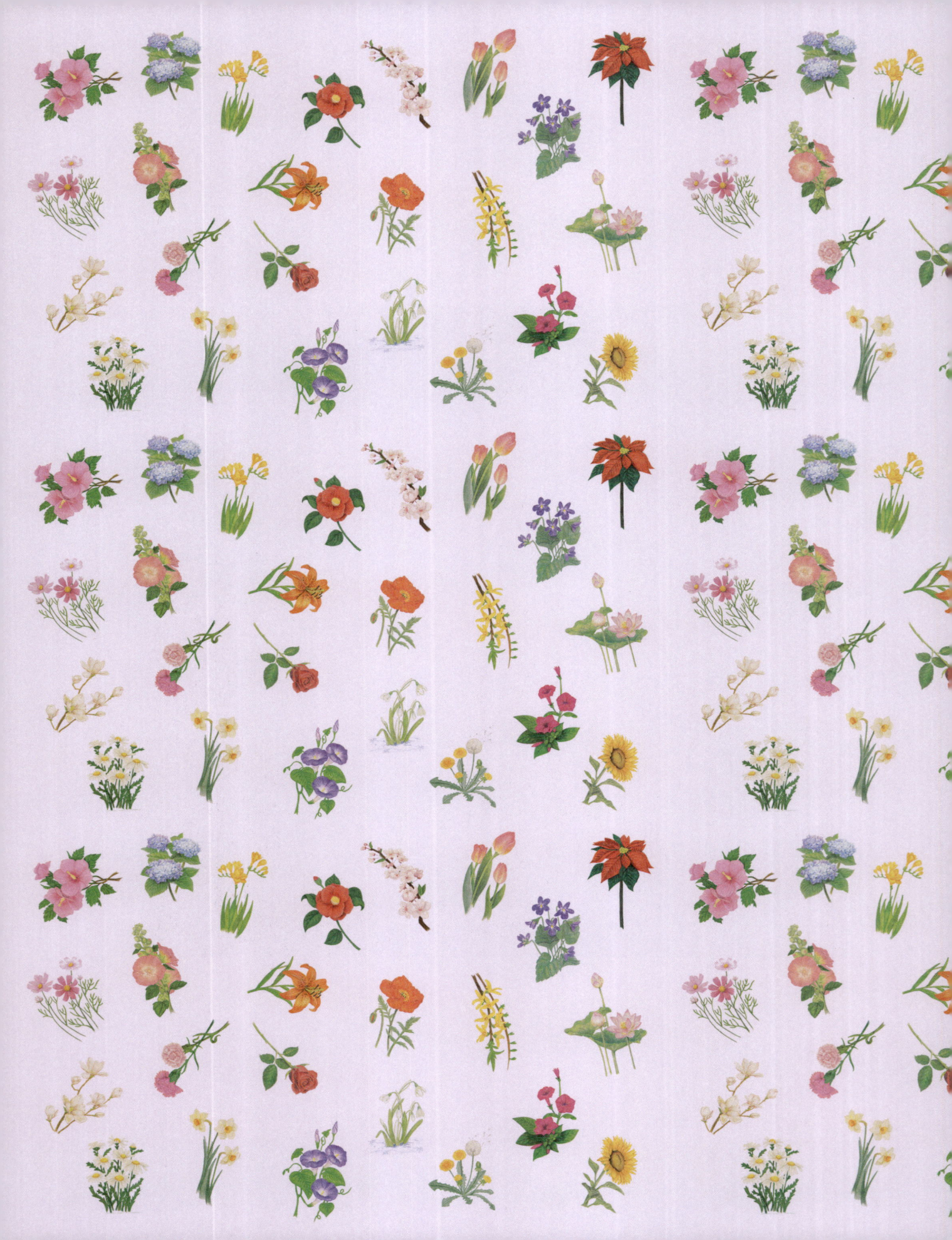

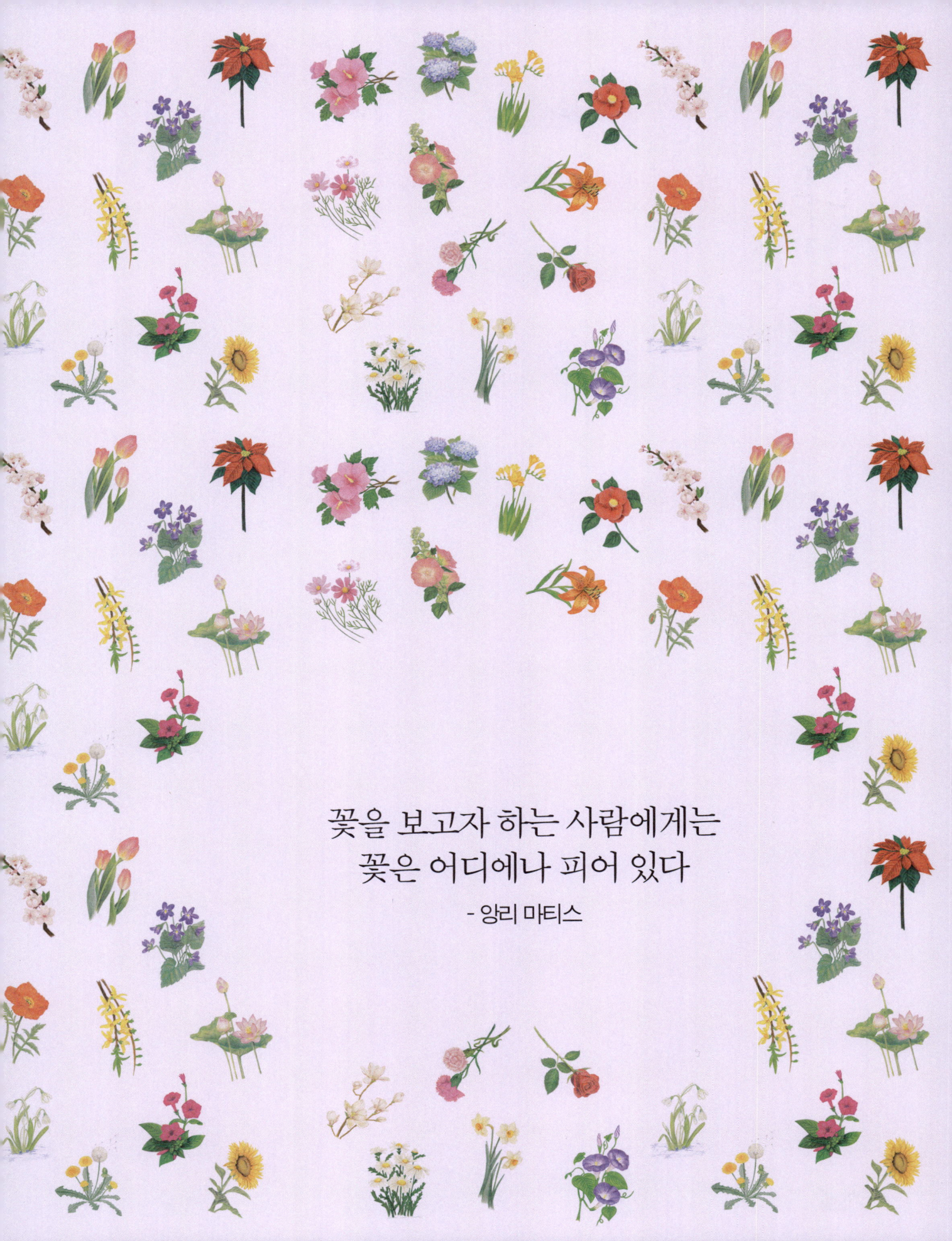

꽃을 보고자 하는 사람에게는
꽃은 어디에나 피어 있다
- 앙리 마티스

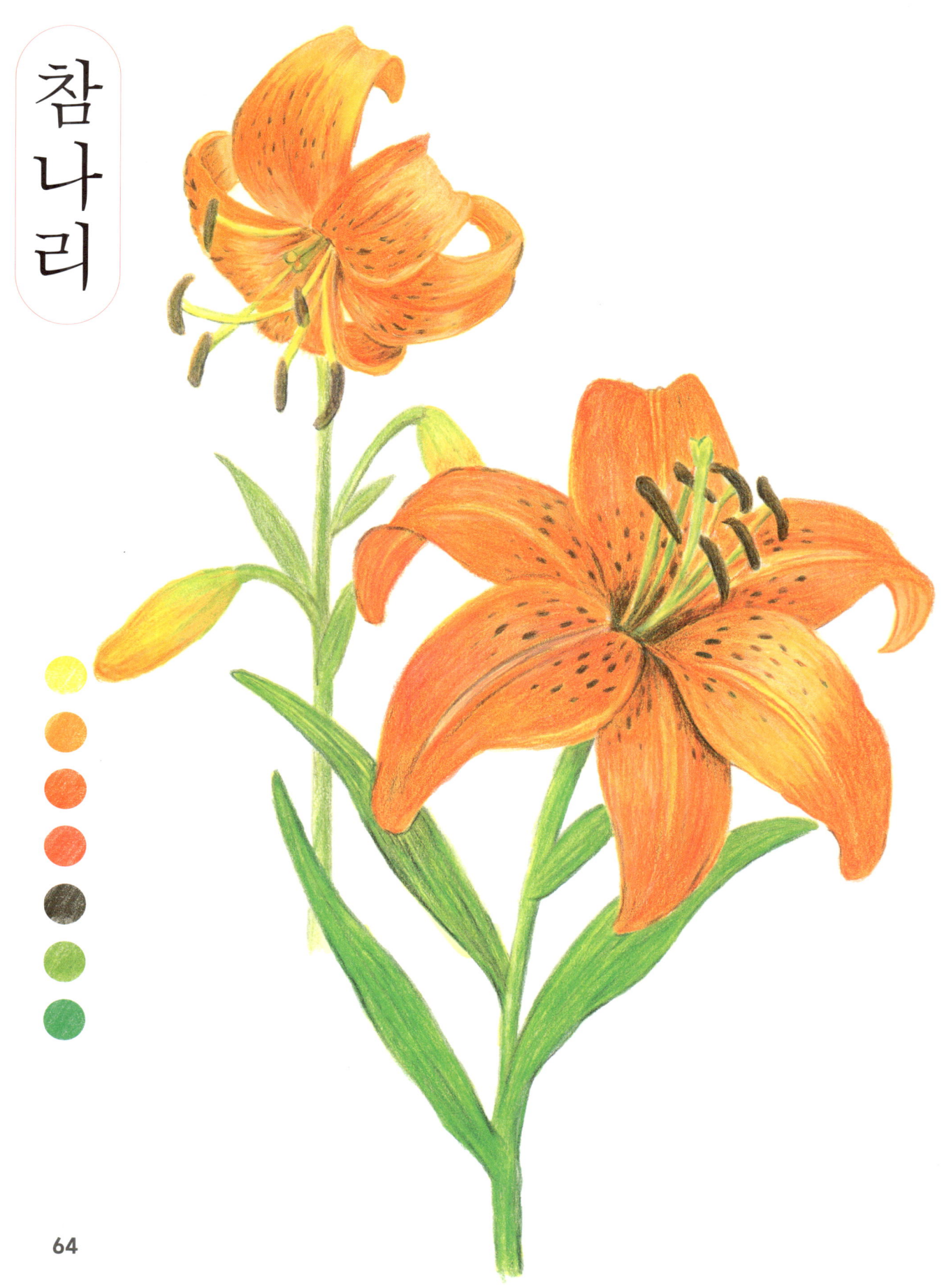

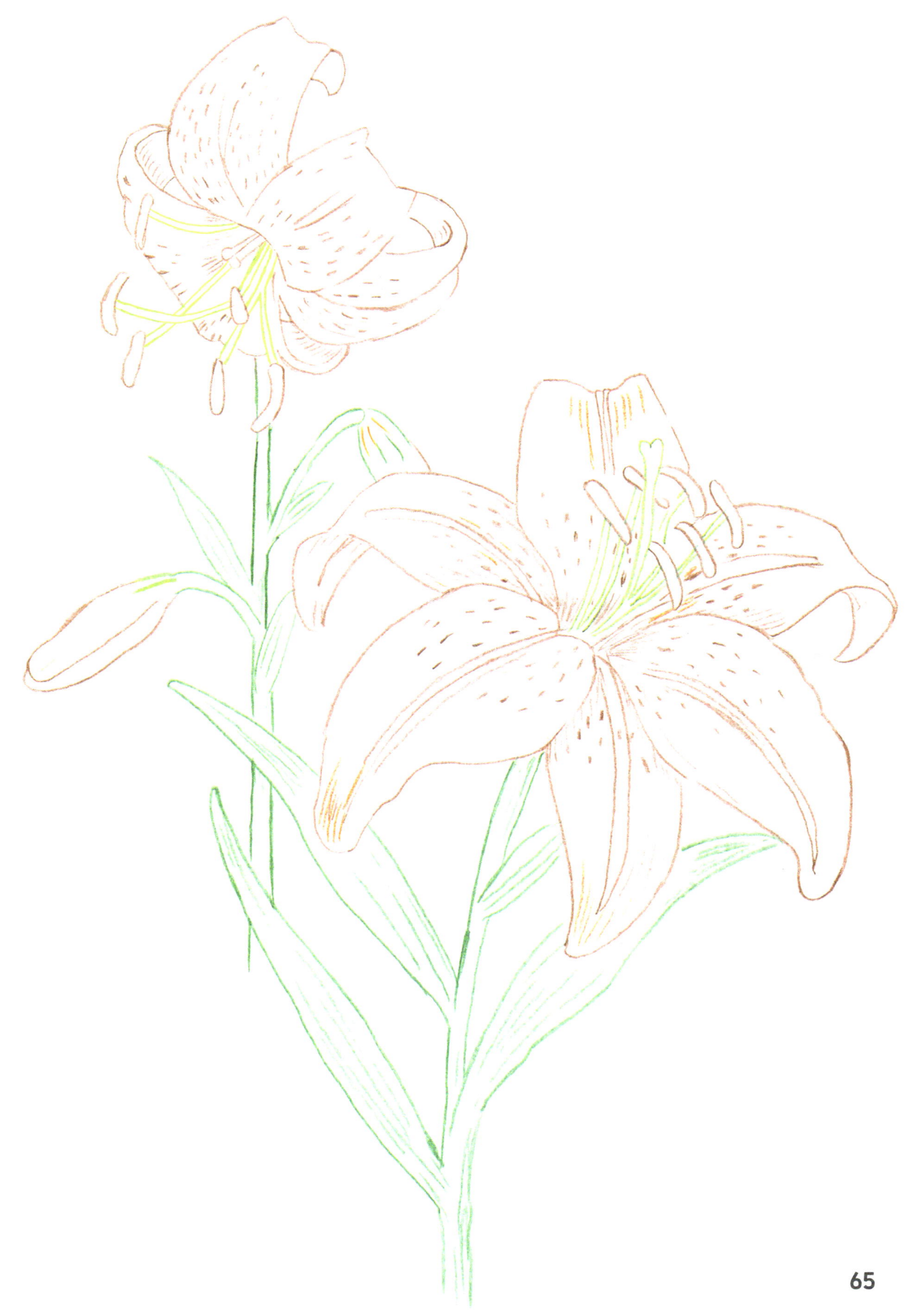

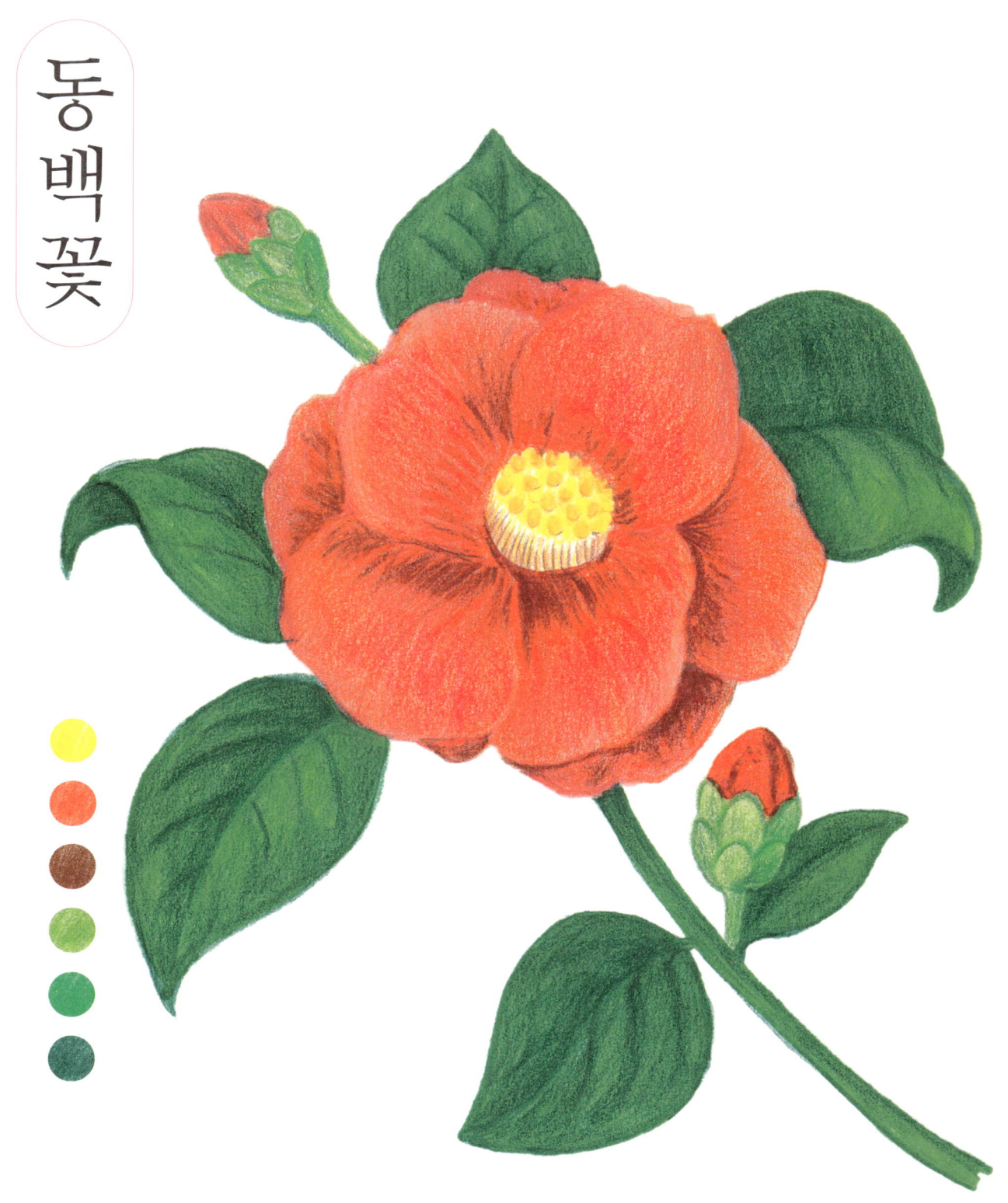

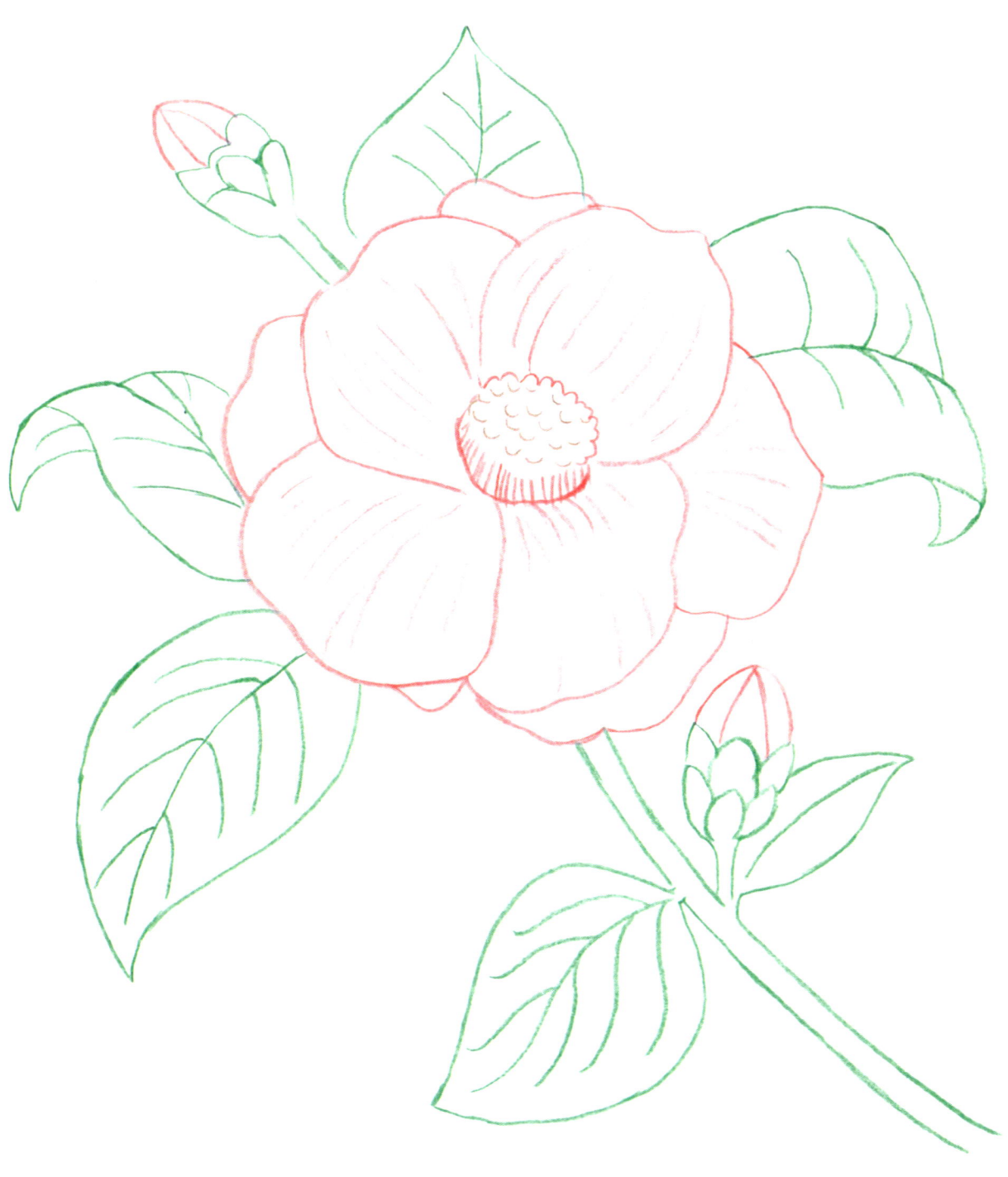

모란

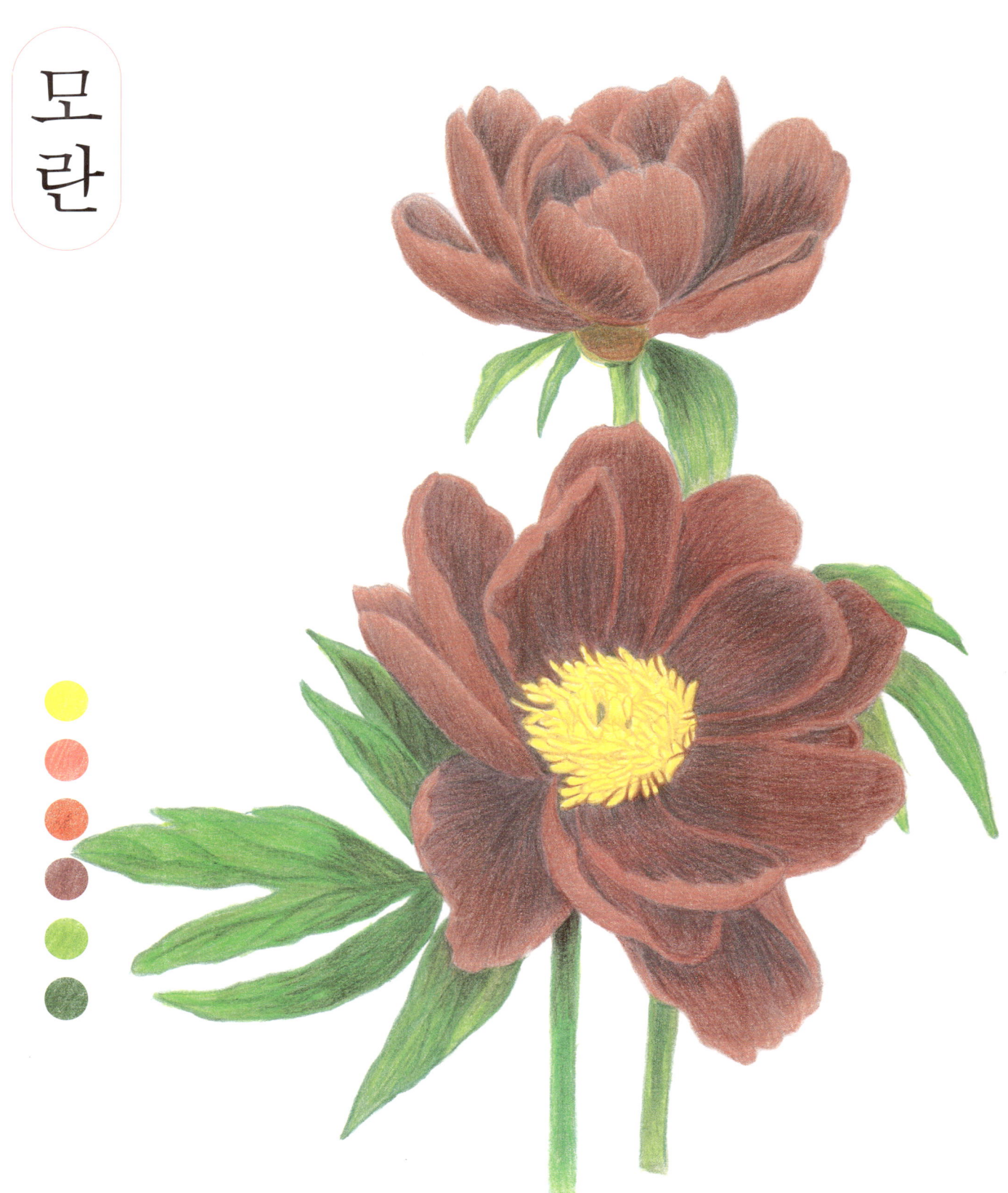

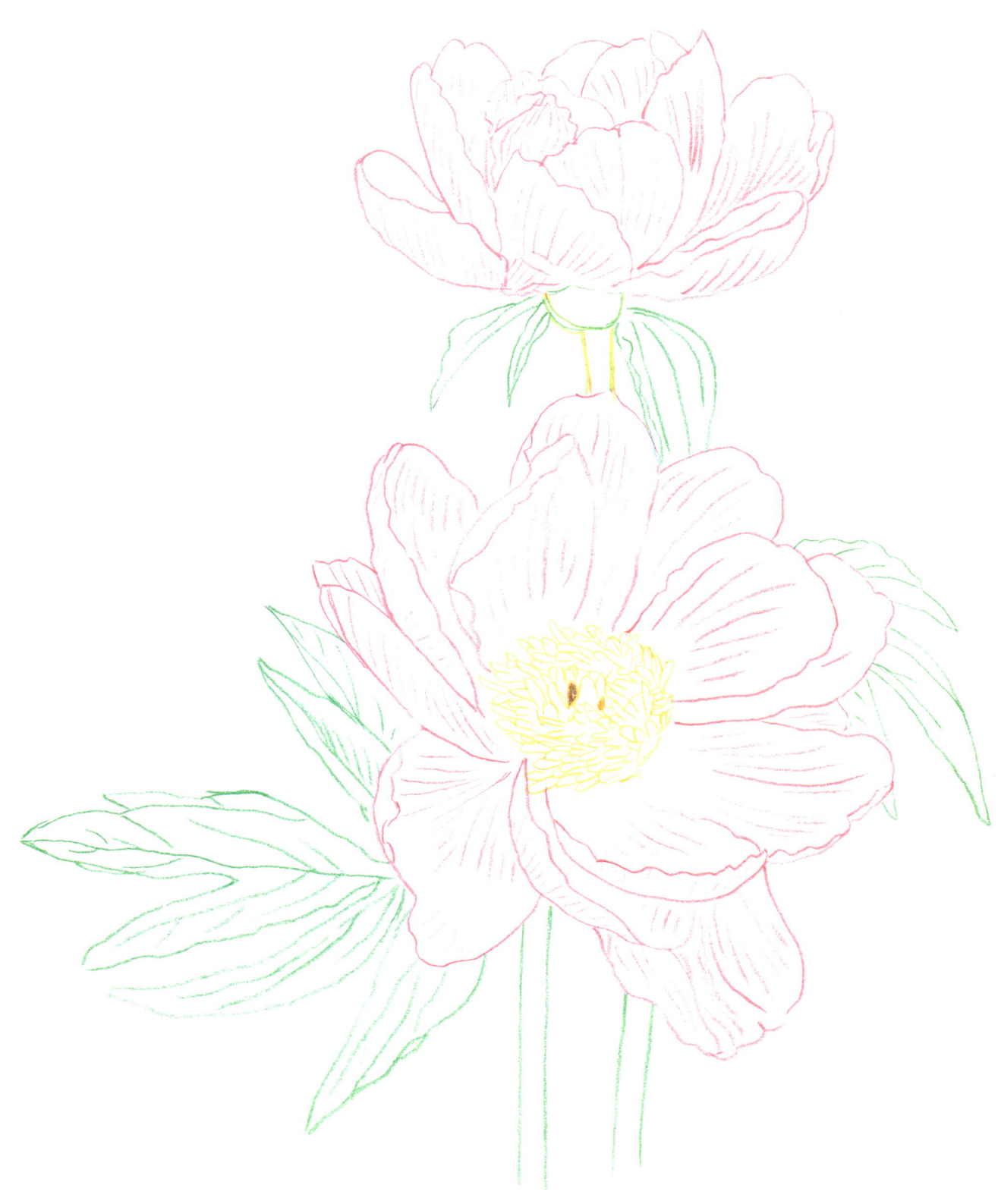

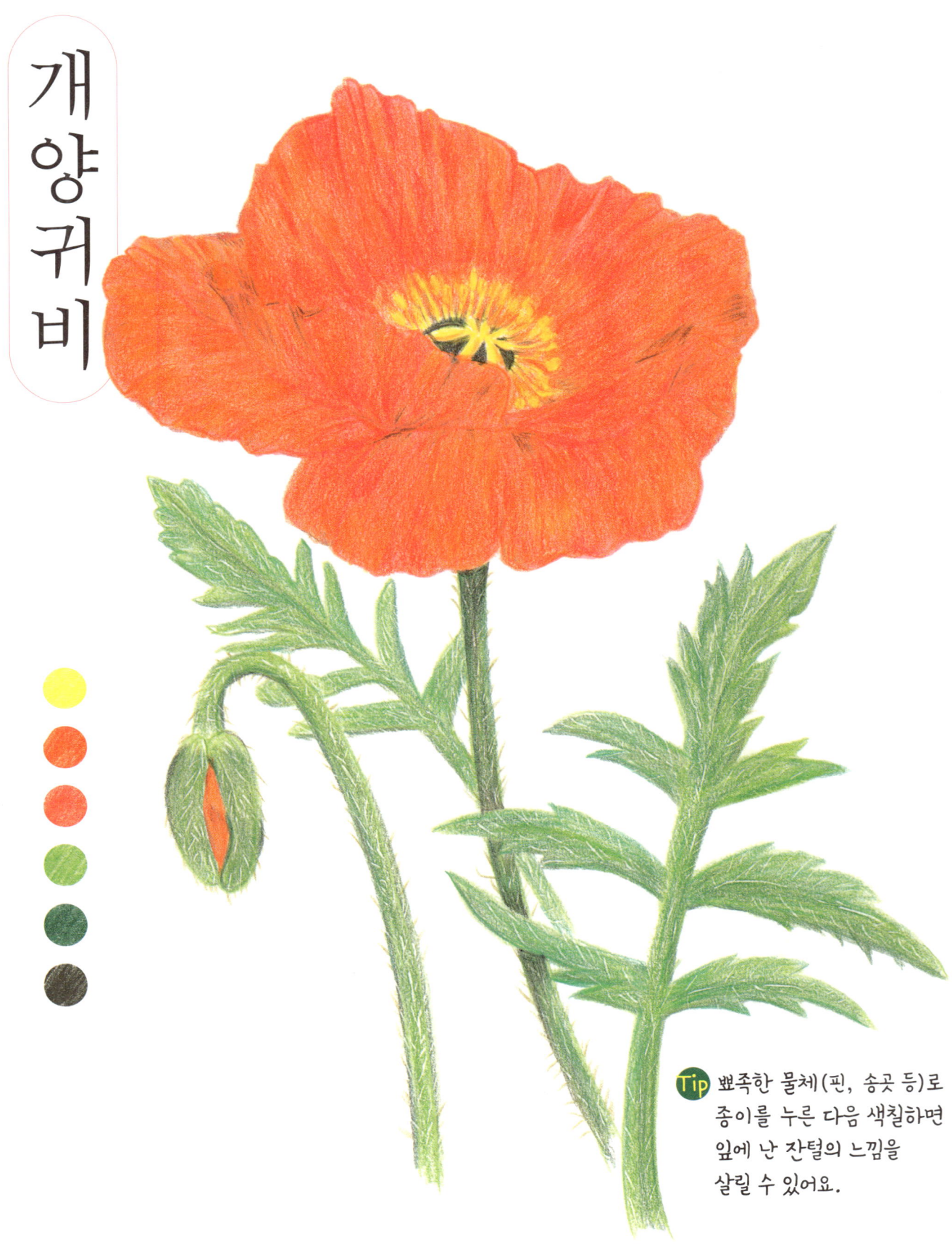

개양귀비

Tip 뾰족한 물체(핀, 송곳 등)로 종이를 누른 다음 색칠하면 잎에 난 잔털의 느낌을 살릴 수 있어요.

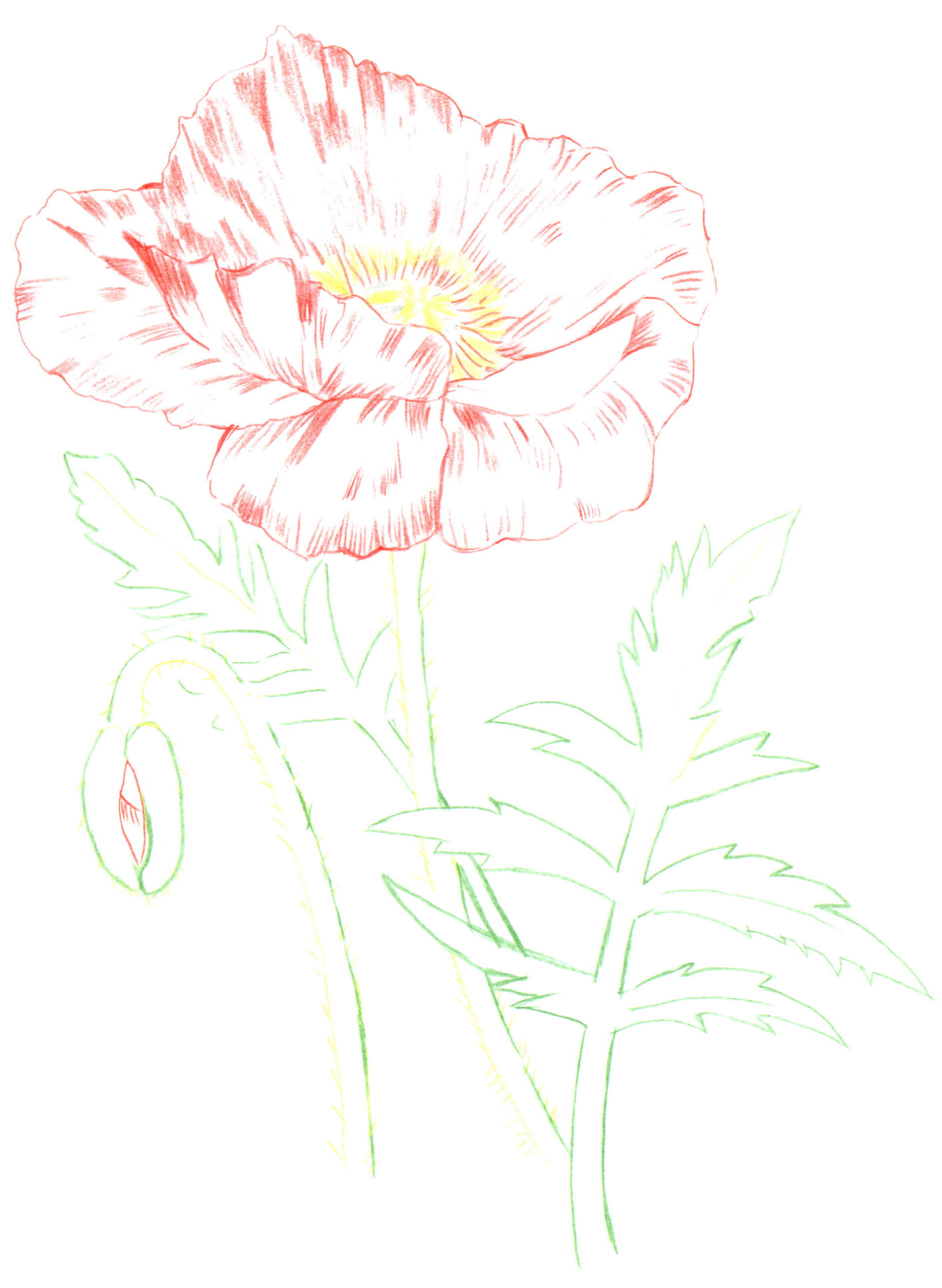

카네이션

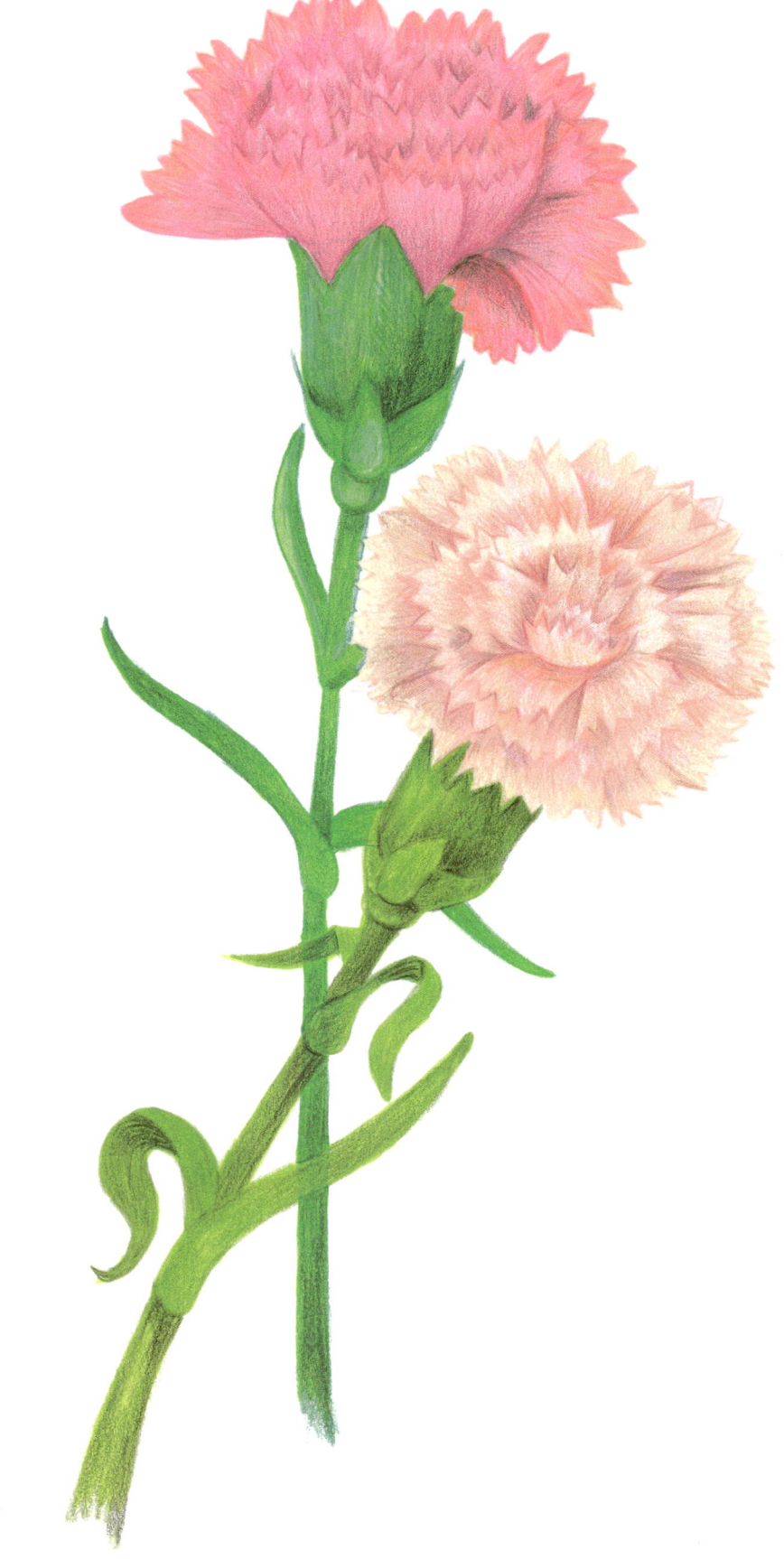

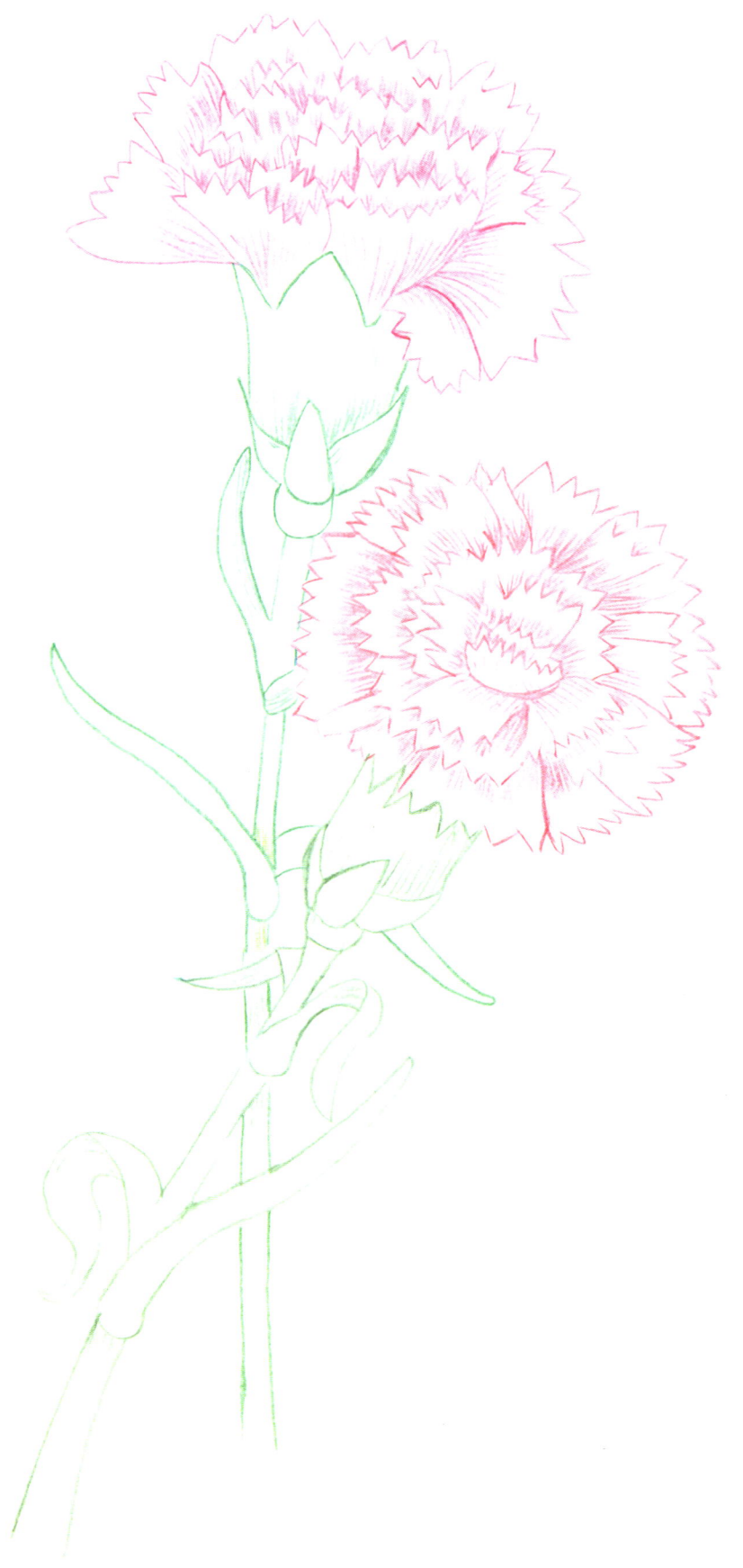

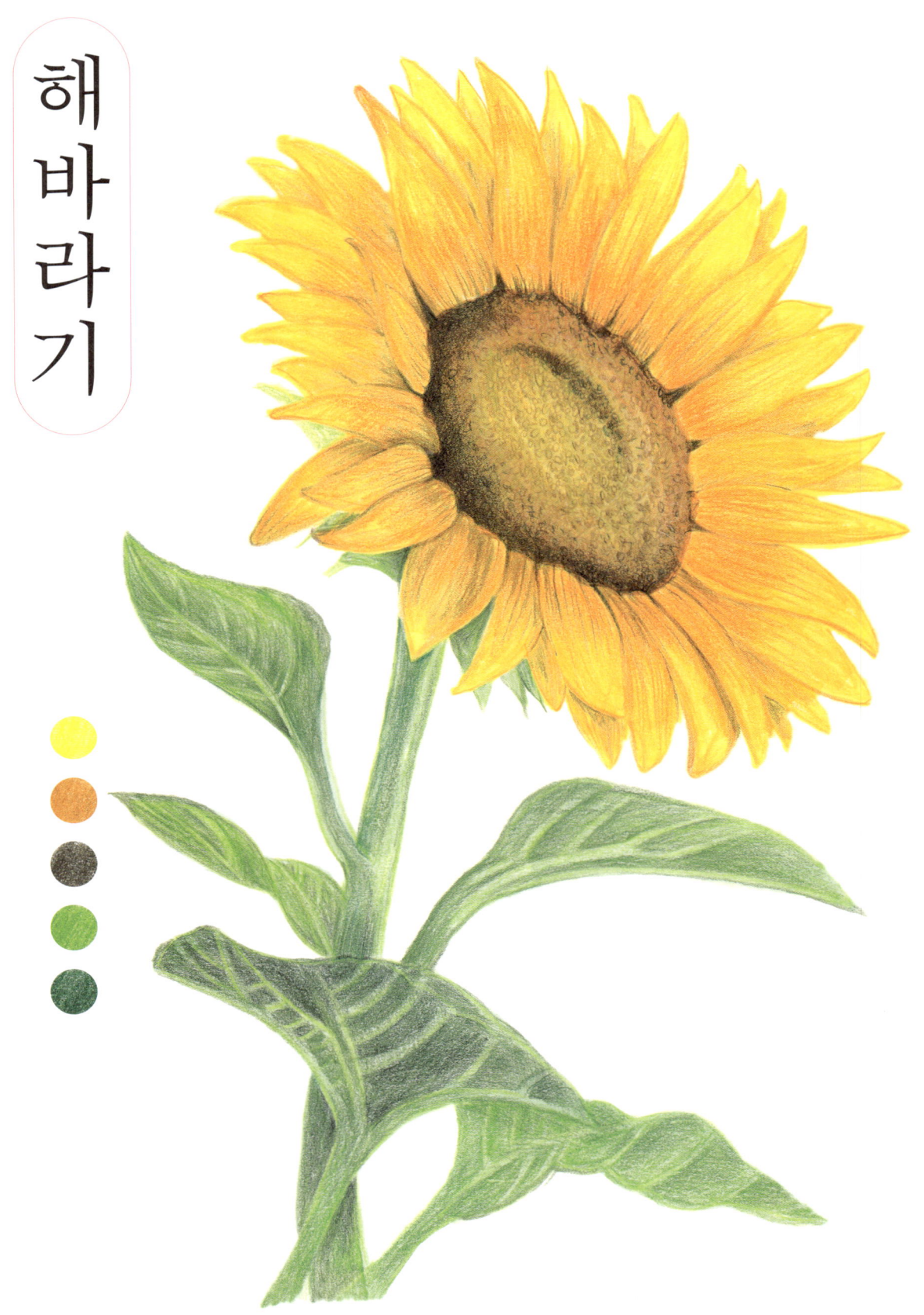

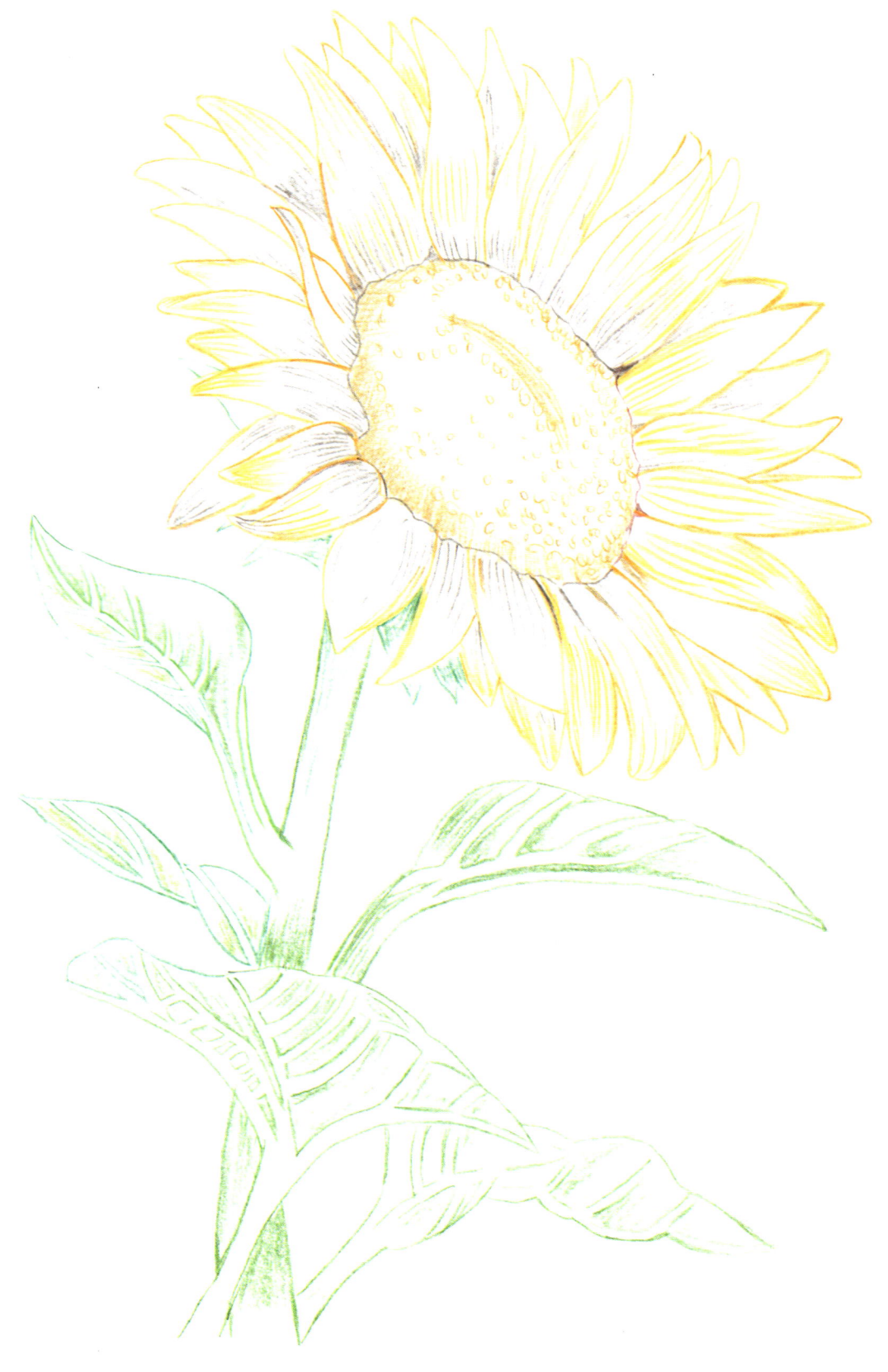

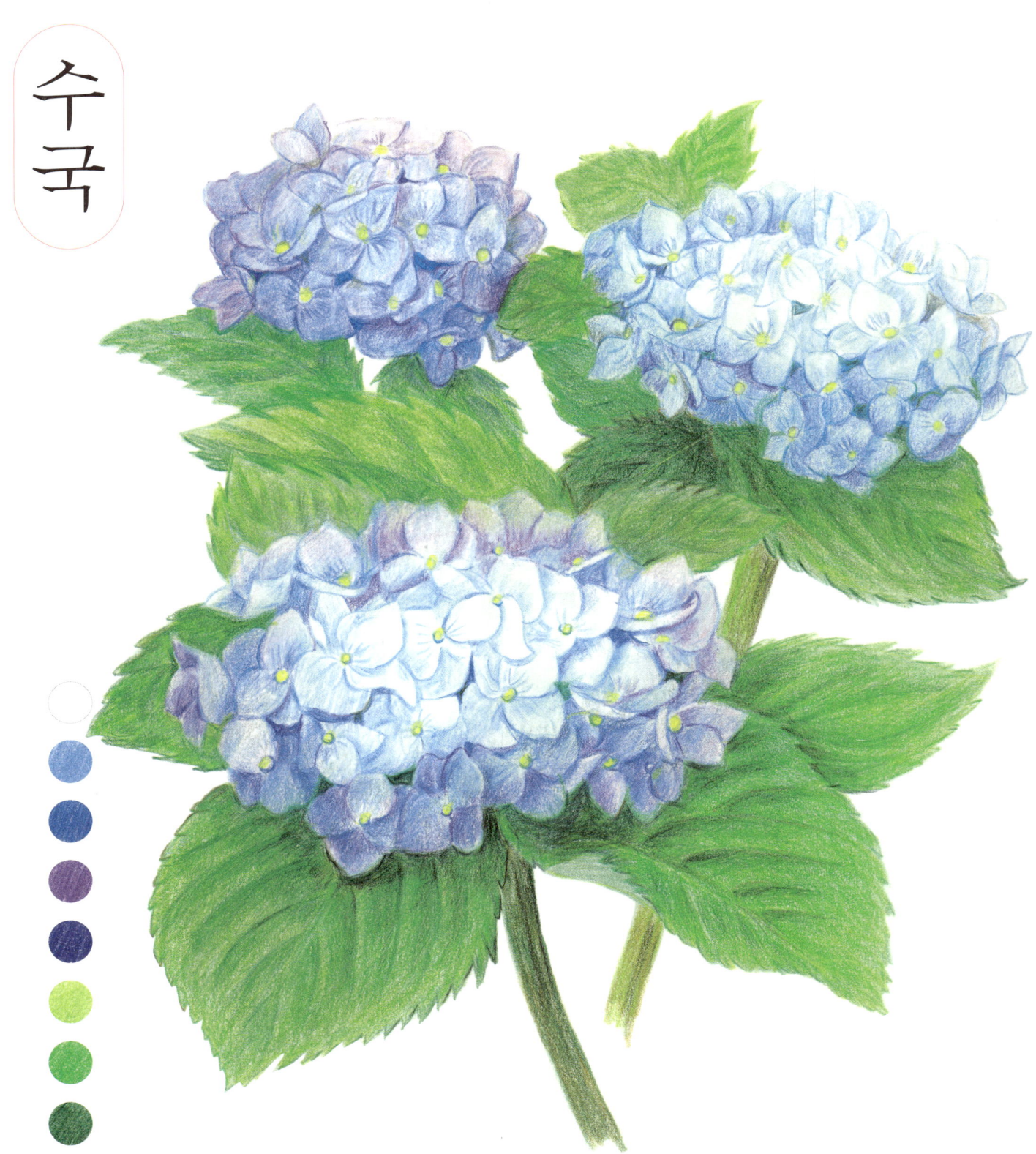

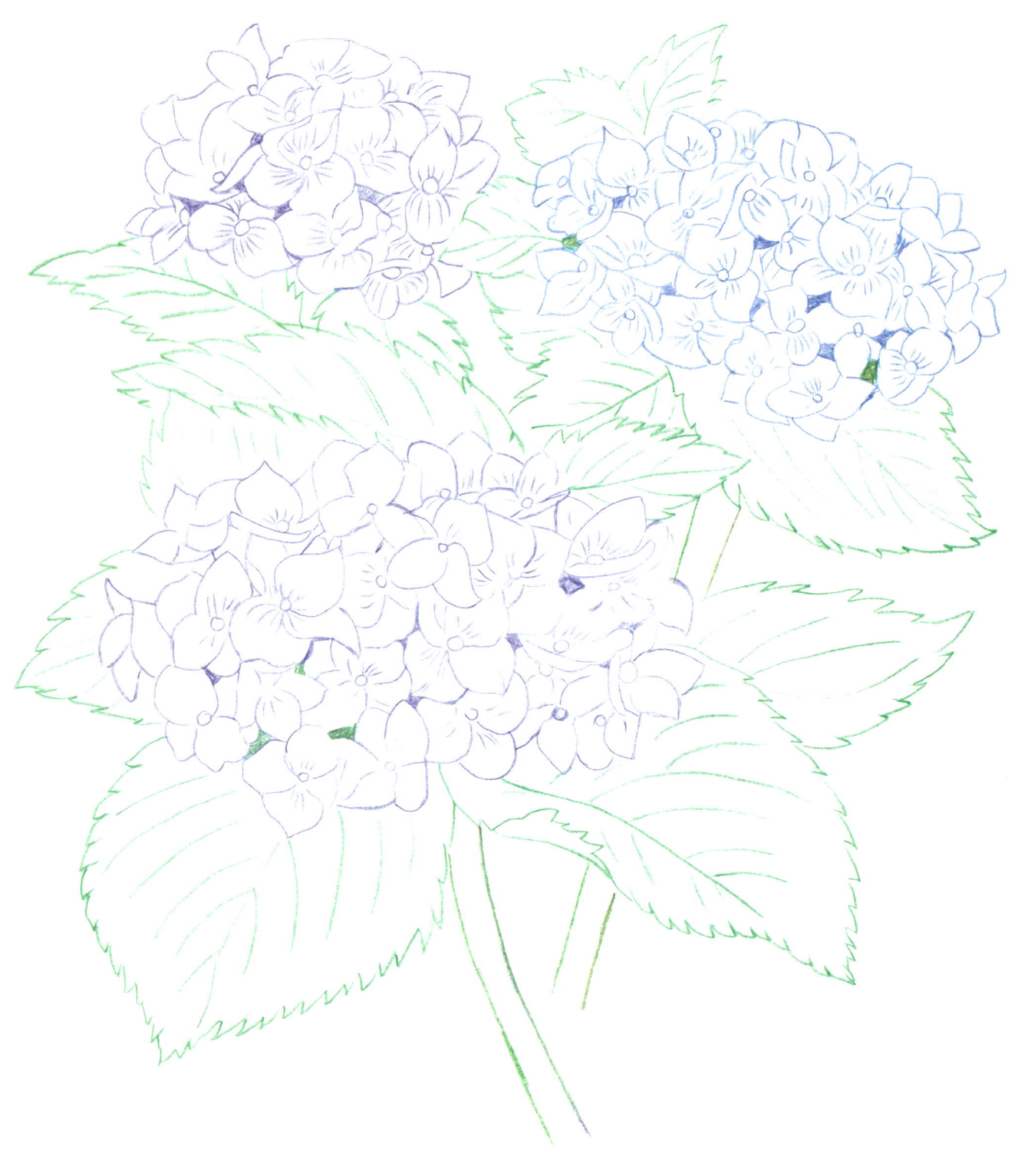

꽃바구니

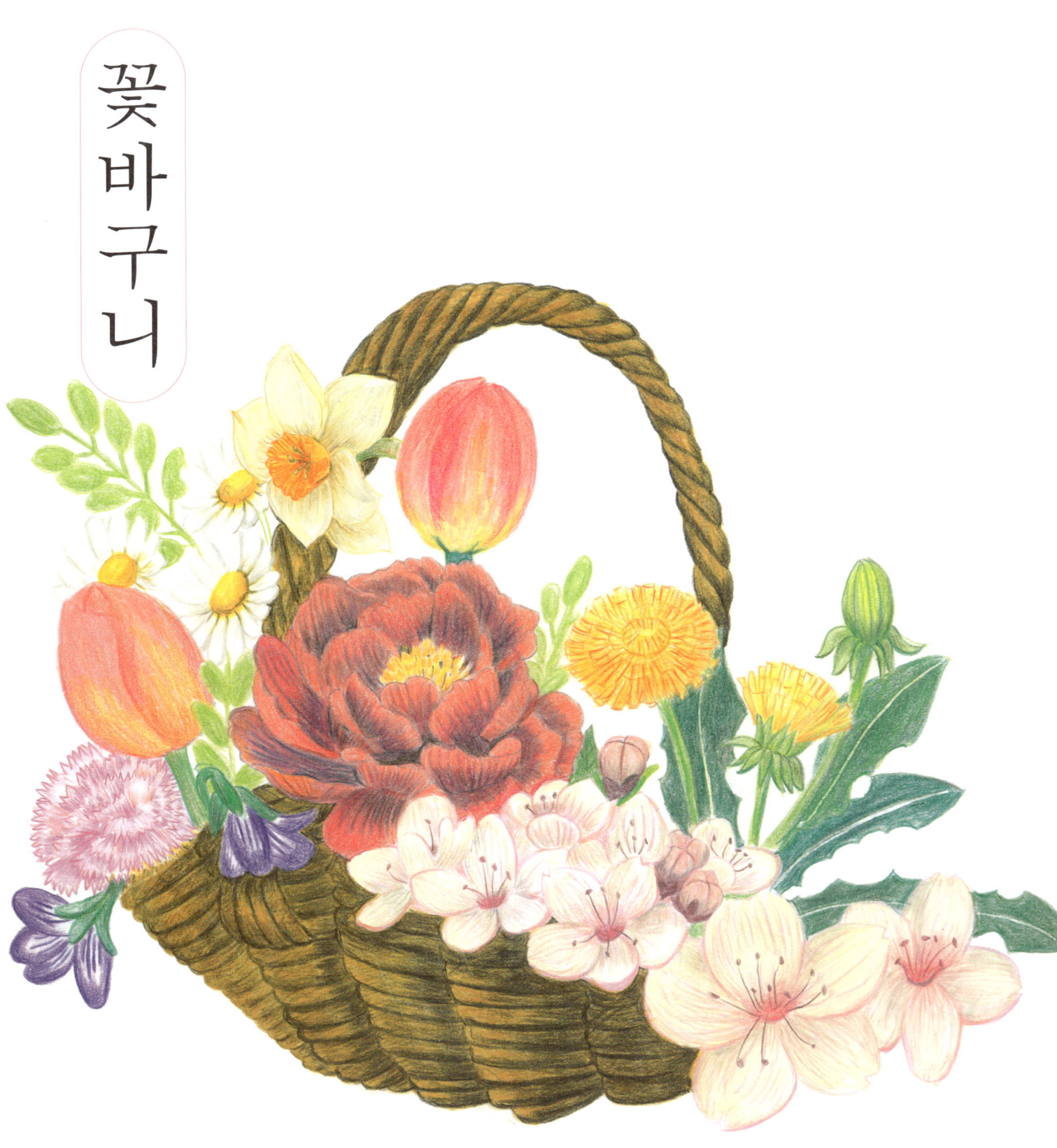

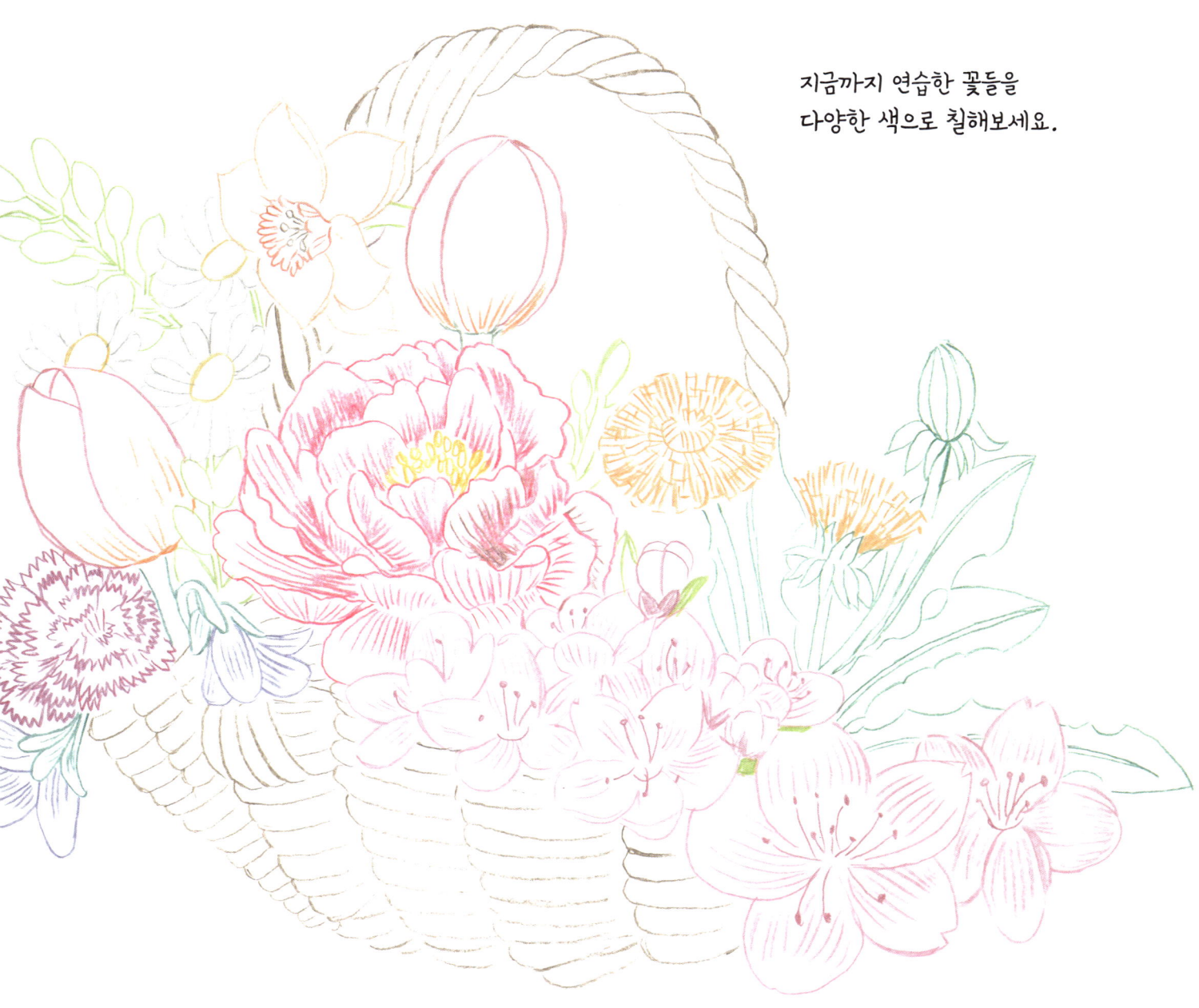

지금까지 연습한 꽃들을
다양한 색으로 칠해보세요.

기억력과 집중력을 키우는 꽃 퀴즈

꽃 이름을 아래에 적어보세요.

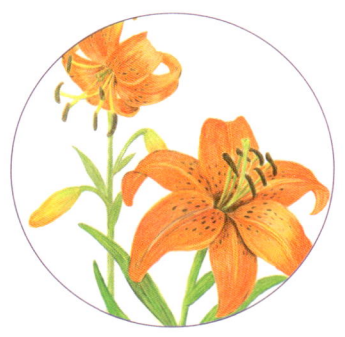
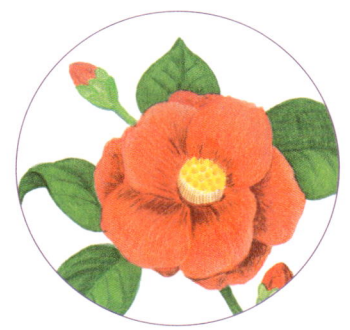
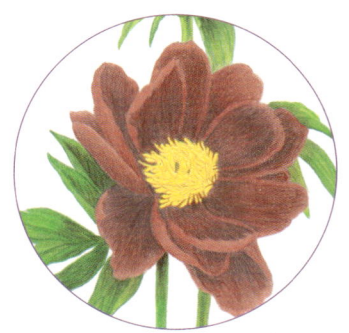

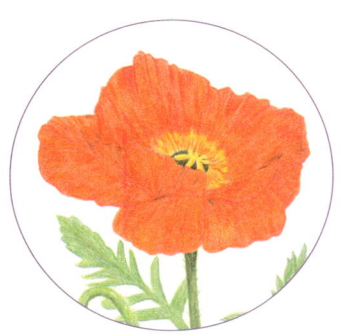
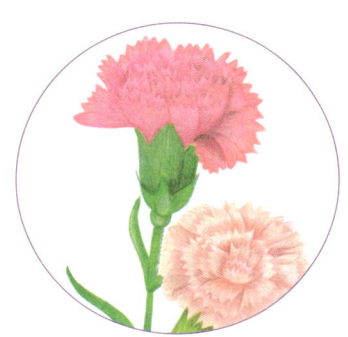
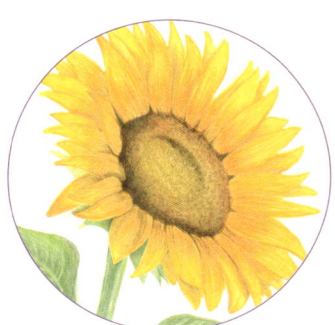

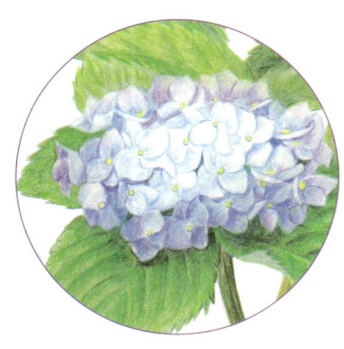

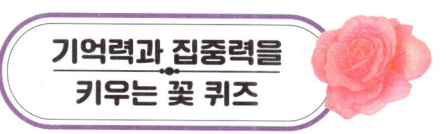

기억력과 집중력을 키우는 꽃 퀴즈

모란과 물조리개를 점선을 따라 그려보고, 원하는 색으로 칠해보세요.

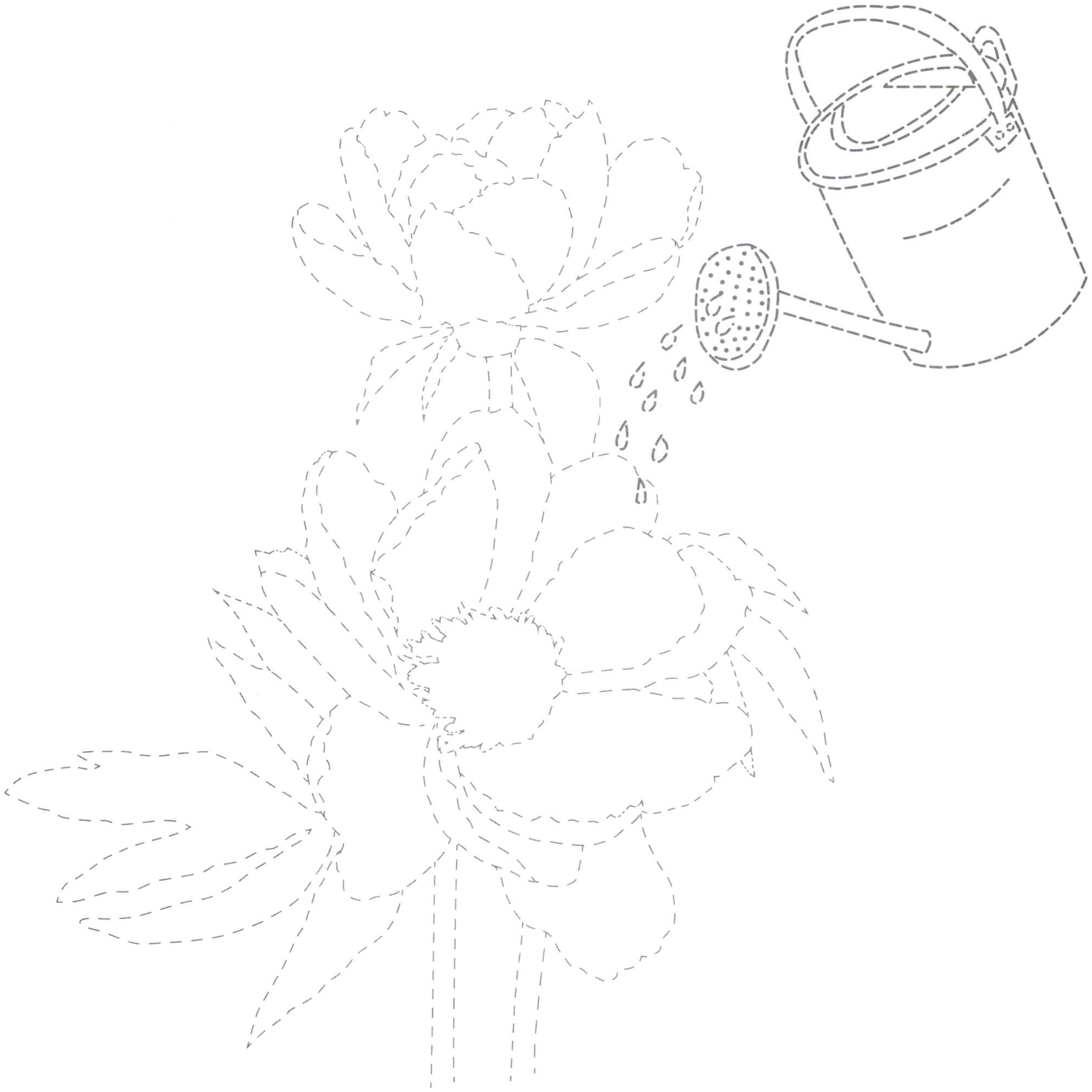

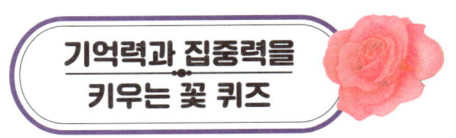

기억력과 집중력을 키우는 꽃 퀴즈

집안을 밝게 해주고 복을 가져다주는 해바라기를 찾아보세요.

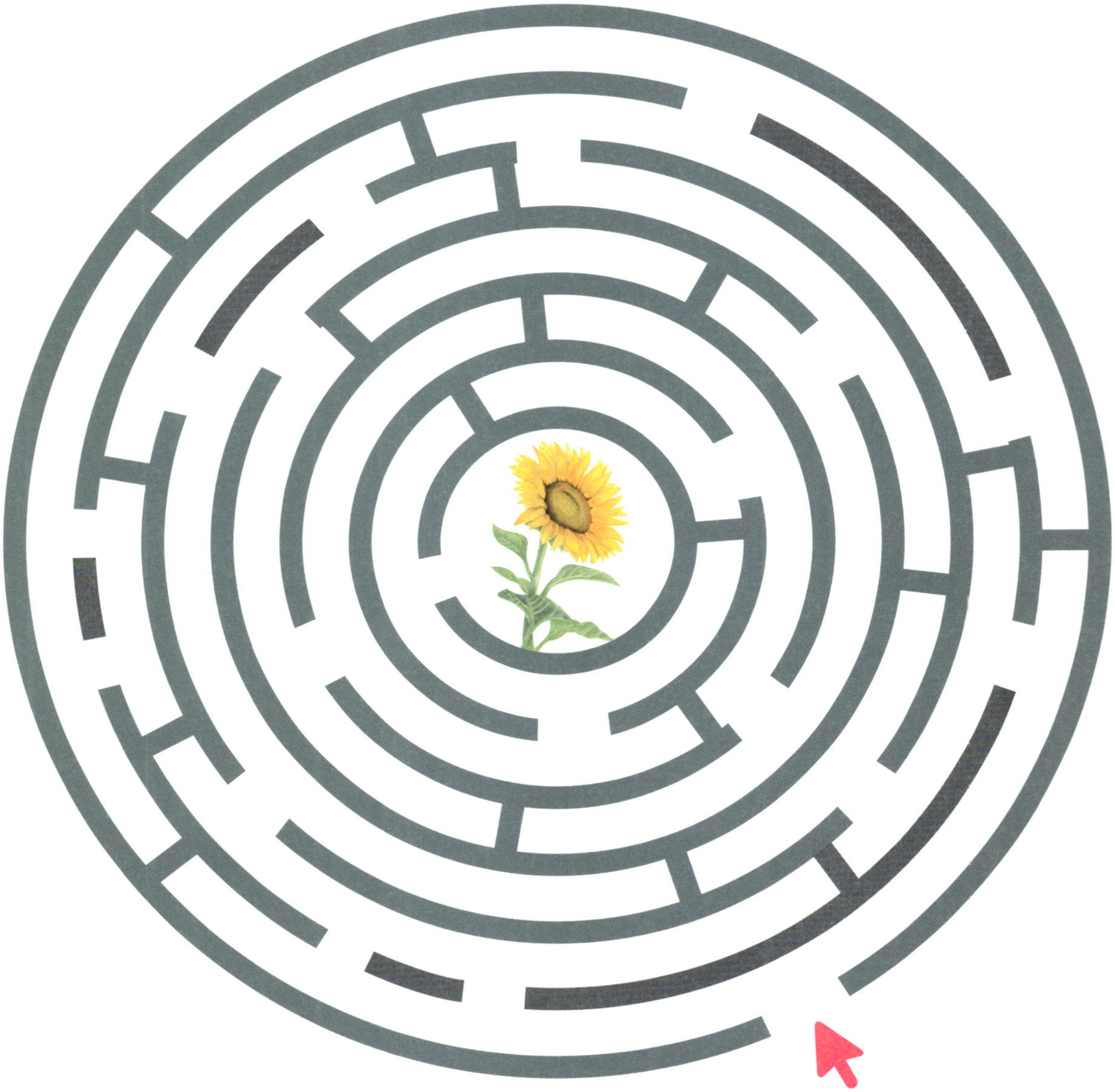

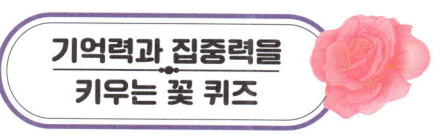

꽃봉오리와 맞는 잎을 연결해보세요.

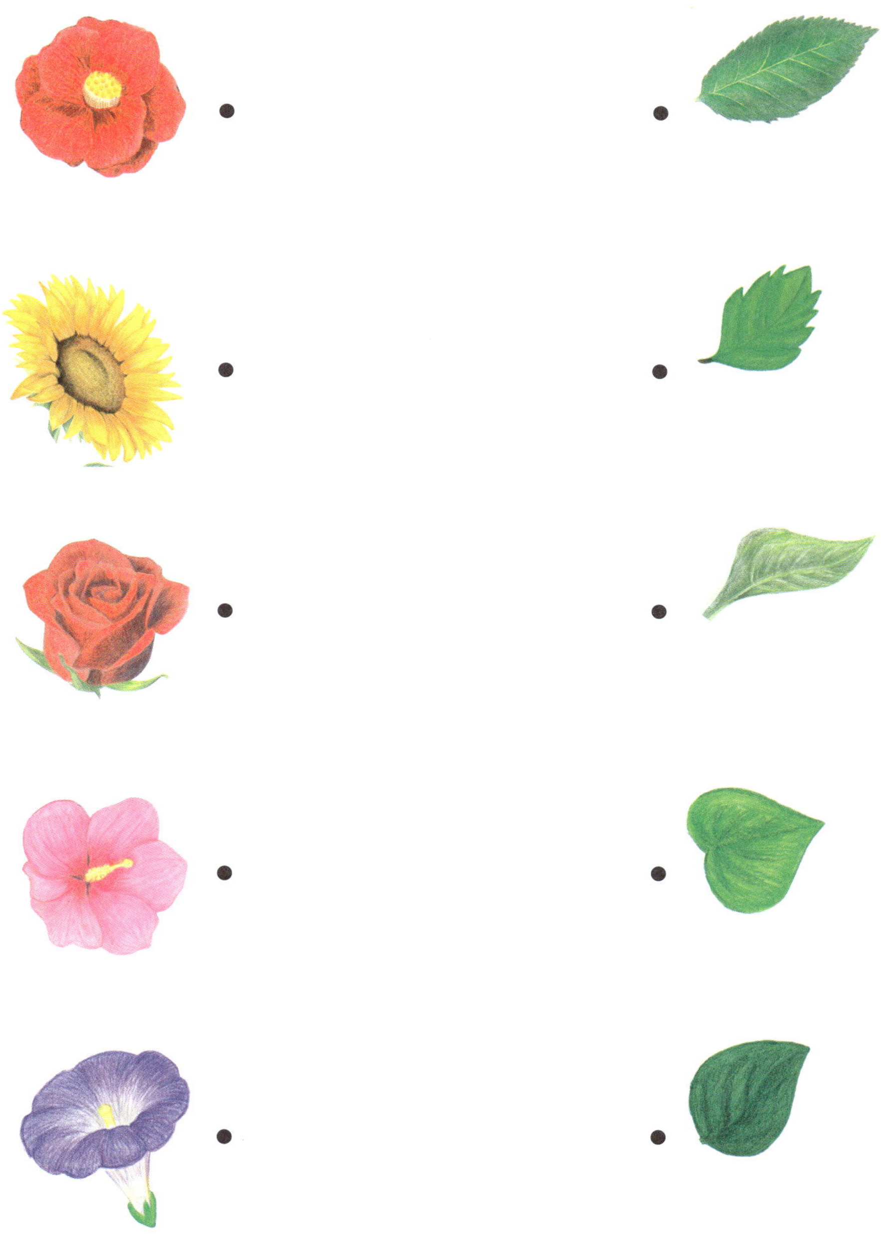

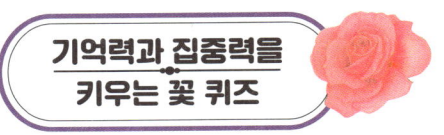

기억력과 집중력을 키우는 꽃 퀴즈

칸에 들어갈 꽃 이름을 맞혀보세요.

세로열쇠

1. 하늘하늘한 대표적인 꽃. 가을에 피고, 꽃말은 '소녀의 순결'이다.

5. 그리스 신화에서 나르키소스는 연못에 비친 자신의 모습을 보고 사랑에 빠지는데, 그가 연못에 빠져 죽고 난 뒤 피어난 꽃이라고 한다.

6. 주황색 꽃잎에 검은 점이 있다. 한여름에 피며 꽃말은 '순결'이다.

9. 봄을 화려하게 장식하는 꽃. 여의도와 경남 진해에서 이 꽃과 관련된 축제가 열린다. 흐드러지게 피었다가 한꺼번에 지는 것이 특징이다.

10. 우리나라 어디에서나 볼 수 있는 붉은색 계열의 여름 꽃. 도종환 시인의 대표적 시집으로 〈○○○ 당신〉이 있다.

가로열쇠

2. 작약과의 나무에 피는 꽃으로 늦봄에 볼 수 있다. 대부분 붉은색이고, 화투에도 등장한다.

3. 이른 봄에 피는 수선화의 한 종류. 여리여리하고 청초한 모습의 흰색 꽃으로 꽃말은 '희망'이다.

4. 봄을 알리는 대표적인 노란 꽃. 우리나라에서 흔히 볼 수 있다.

5. 초여름에 피는 꽃으로 청보라색, 분홍색, 흰색 등 다양한 색을 띤다. 색깔에 따라 꽃말이 다르다.

7. 덩굴로 자라는 여름의 대표적인 꽃. 청보라색, 자주색 등을 띠며 꽃말은 '기쁜 소식'이다.

8. 늦겨울에 피며, 동박새가 좋아하는 붉은 꽃. 제주도와 남해안에서 주로 볼 수 있다. 영어명은 카멜리아. 김유정의 단편소설 제목이기도 하다.

정답

34쪽-37쪽

튤립, 개나리, 제비꽃, 프리지어, 목련, 코스모스, 설강화, 무궁화, 수선화

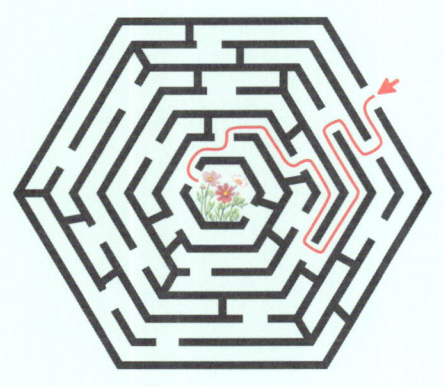
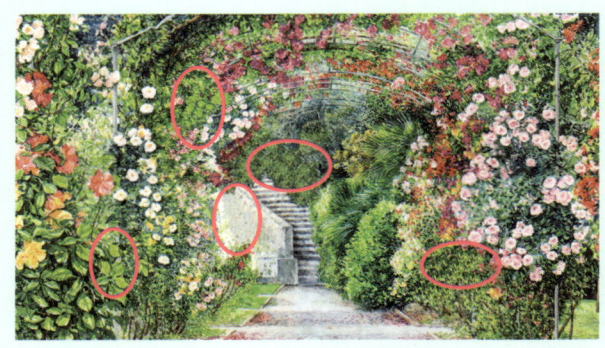

58쪽-61쪽

벚꽃, 나팔꽃, 구절초, 접시꽃, 장미, 민들레, 분꽃, 연꽃, 포인세티아

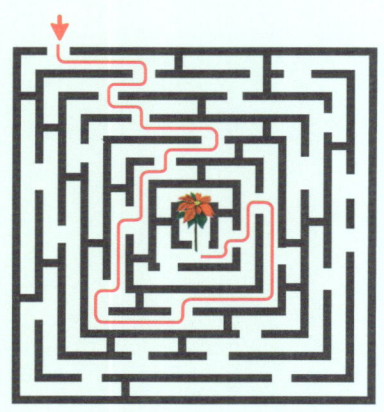
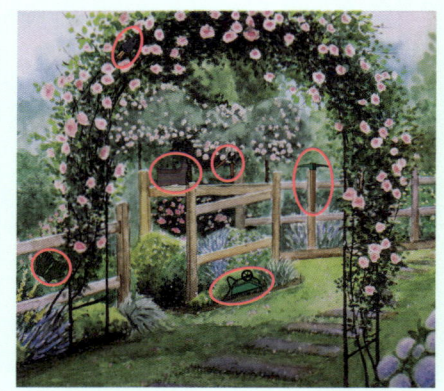

80쪽-85쪽

참나리, 동백꽃, 모란, 개양귀비, 카네이션, 해바라기, 수국

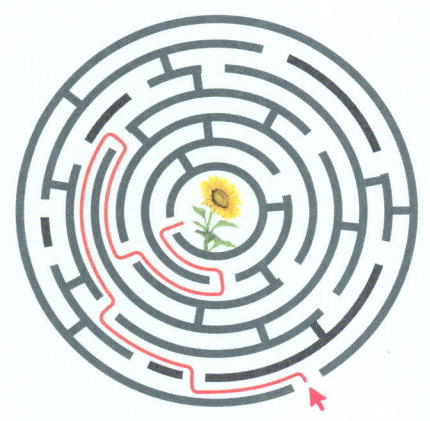

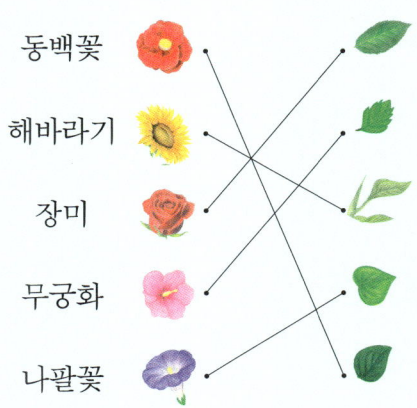

				❻참		❾벚
❶코				❼나	팔	꽃
스		❹개	나	리		
❷모	란					
스		❺수	국		❿접	
		선			시	
❸설	강	화		❽동	백	꽃

부모님을 위한 취미 교실 - 시니어 컬러링북
색연필로 그리는 꽃그림

1판 1쇄 발행 2022년 9월 10일
1판 5쇄 발행 2025년 1월 15일

지은이 윤경미

펴낸이 김은중
편집 허선영 디자인 김순수
펴낸곳 가위바위보
출판 등록 2020년 11월 17일 제 2020-000316호
주소 경기도 부천시 소향로 25, 511호 (우편번호 14544)
전화 070-4242-5011 팩스 02-6008-5011 전자우편 gbbbooks@naver.com
네이버블로그 gbbbooks 인스타그램 gbbbooks 페이스북 gbbbooks

ISBN 979-11-92156-13-2 13650
* 책값은 뒤표지에 있습니다.
* 이 책의 내용을 사용하려면 반드시 저작권자와 출판사의 동의를 얻어야 합니다.
* 잘못된 책은 구입처에서 바꿔 드립니다.

가위바위보 출판사는 나답게 만드는 책, 그리고 다함께 즐기는 책을 만듭니다.